ANSIEDADE

O QUE É, OS PRINCIPAIS TRANSTORNOS E COMO TRATAR

Daniel Freeman & Jason Freeman

ANSIEDADE

O QUE É, OS PRINCIPAIS TRANSTORNOS E COMO TRATAR

Tradução de Janaína Marcoantonio

www.lpm.com.br

L&PM POCKET

Coleção **L&PM** POCKET, vol. 1192

Texto de acordo com a nova ortografia.
Título original: *Anxiety*

Este livro também está disponível em formato 14x21 cm
Primeira edição na Coleção **L&PM** POCKET: novembro de 2015
Esta reimpressão: outubro de 2022

Tradução: Janaína Marcoantonio
Capa: Ivan Pinheiro Machado. *Ilustração*: © Carolyn Franks/Shutterstock
Preparação: Elisângela Rosa dos Santos
Revisão: Jó Saldanha

CIP-Brasil. Catalogação na publicação
Sindicato Nacional dos Editores de Livros, RJ

F93a

Freeman, Daniel
Ansiedade: o que é, os principais transtornos e como tratar / Daniel Freeman, Jason Freeman; tradução Janaína Marcoantonio. – Porto Alegre, RS: L&PM, 2022.
208 p. : il. ; 18 cm. (Coleção L&PM POCKET, v. 1192)
Tradução de: *Anxiety*
ISBN 978-85-254-3339-8

1. Ansiedade. I. Freeman, Jason. II. Título.

14-17164 CDD: 616.85223
CDU: 616.89-008.441

Rua Comendador Coruja, 326 – Floresta – 90220-180
Porto Alegre – RS – Brasil / Fone: 51.3225.5777

PEDIDOS & DEPTO. COMERCIAL: vendas@lpm.com.br
FALE CONOSCO: info@lpm.com.br
www.lpm.com.br

Impresso no Brasil
Primavera de 2022

Sumário

Prefácio

A ansiedade é uma das emoções fundamentais, uma parte tão central do que significa ser humano quanto a felicidade, a tristeza ou a raiva. Se lhe pedissem para lembrar da última vez em que se sentiu ansioso, você certamente não precisaria pensar muito.

Em suas formas mais graves, a ansiedade é também um dos tipos mais comuns de transtorno psicológico, afetando milhões de pessoas em todo o mundo em algum momento da vida.

Portanto, não há dúvida quanto à importância da ansiedade. No entanto, embora todos vivenciemos essa emoção, possivelmente com frequência, para muitos de nós esta pode parecer uma experiência um tanto misteriosa. Como a descrição bíblica do vento, nós reconhecemos a ansiedade quando ela chega, mas não sabemos de onde vem nem para onde vai.

Por isso, começamos esta breve introdução definindo o significado de ansiedade. Tentamos especificar o que é ansiedade, que sensações provoca e qual seria sua função. Apesar de todos ficarmos ansiosos de tempos em tempos, a frequência com que vivenciamos a ansiedade e o quanto ela nos afeta variam de pessoa para pessoa. Para entender por quê, no Capítulo 2 abordamos as quatro principais perspectivas teóricas sobre a ansiedade: a psicanalítica, a comportamental, a cognitiva e a neurobiológica. Ampliamos essa discussão no Capítulo 3, considerando como os genes e as experiências de vida influenciam nossa suscetibilidade a tal condição.

Após essas explorações teóricas, esperamos que o Capítulo 4 seja divertido e ao mesmo tempo esclarecedor. Nele apresentamos entrevistas, realizadas especialmente para este livro, com o ator, escritor e diretor Michael Palin e com o ex-técnico de futebol britânico Graham Taylor. Cada um deles descreve a própria experiência de ansiedade em sua vida profissional e as medidas tomadas para combatê-la.

Na segunda metade do livro, mudamos o foco para o que acontece quando a ansiedade é grave o bastante para ser considerada um problema clínico. Dedicamos um capítulo a cada um dos seis principais transtornos de ansiedade abrangidos nos sistemas de classificação psiquiátrica: fobia, fobia social, síndrome do pânico, transtorno de ansiedade generalizada, transtorno obsessivo-compulsivo e transtorno de estresse pós-traumático. Concluímos o livro avaliando as várias opções de tratamento para os problemas de ansiedade. Aqui, o advento de terapias cognitivo-comportamentais extremamente eficazes significa que há motivos reais para otimismo.

A ansiedade é, ao mesmo tempo, absolutamente normal e incrivelmente complexa. Também é o foco de grande parte das práticas clínicas e das pesquisas psicológicas de ponta em nossos dias. Abordamos essas práticas e pesquisas no decorrer do livro, mas procuramos apresentá-las da maneira mais clara possível. Desse modo, esperamos que este seja não só um guia definitivo sobre a natureza da ansiedade, mas também acessível e de leitura agradável.

CAPÍTULO 1

O QUE É A ANSIEDADE?

Sabe aqueles dias em que a coisa está preta? [...] tristeza é o que você sente porque engordou ou porque está chovendo há muito tempo. Você fica triste, é só isso. Mas terrível mesmo é quando a coisa fica preta: quando você fica com medo e sua para danar, mas não sabe do quê está com medo. Sabe que alguma coisa ruim vai acontecer, mas não sabe o quê.

Holly Golightly em *Bonequinha de luxo*,
de Truman Capote

A ansiedade nunca desaparece. Você não encontra de repente um planalto ensolarado onde jamais fica ansioso por motivo algum – a ansiedade só assume formas e estilos diferentes.

Michael Palin

Os dias em que "a coisa fica preta" para Holly Golightly podem ser terríveis, mas também são absolutamente normais. Ninguém passa pela vida sem ficar ansioso de vez em quando – talvez antes de tomar um avião, fazer um discurso ou conhecer pessoas novas.

E, embora aquele planalto ensolarado e livre de ansiedade possa parecer atraente, provavelmente seja melhor não alcançá-lo. Como veremos, a ansiedade não é apenas normal; é, muitas vezes, essencial.

Por outro lado, para um número cada vez maior de pessoas, a ansiedade é um problema sério. O poeta W. H. Auden publicou *A era da ansiedade* em 1947. Isso, hoje, parece mais um feito notável de profecia do que o comentário sobre a sociedade do pós-guerra que Auden pretendia. O principal estudo sobre saúde mental realizado nos Estados Unidos, por exemplo, revelou que 18% dos adultos padeceram de algum tipo de transtorno de ansiedade nos doze meses anteriores. Esse número refere-se apenas à ansiedade que é grave o bastante para garantir um diagnóstico médico. Ainda assim, indica que aproximadamente 40 milhões de adultos só nos Estados Unidos estão sofrendo de níveis clínicos de ansiedade – uma estatística extraordinária.

Um número ainda maior de pessoas está lutando contra níveis de ansiedade que não satisfazem os critérios para um transtorno propriamente dito. Segundo um estudo da Mental Health Foundation, do Reino Unido, 37% dos adultos entrevistados sentiam-se mais assustados e ansiosos do que no passado. Mais de 75% afirmaram que o mundo havia se tornado um lugar mais assustador ao longo dos últimos dez anos. E quase um terço (29%) admitiram que a ansiedade e o medo provocaram uma mudança em seu comportamento, impedindo-os de fazer coisas que gostariam de ter feito.

No outro extremo, a ansiedade cotidiana é tão natural – e benéfica – quanto qualquer outra emoção. Todos sabemos o que significa estar ansioso; sentimos na própria pele, alguns de nós com frequência. Se lhe pedíssemos para descrever a ansiedade em cinco palavras, você certamente não precisaria pensar muito.

Uma breve história da ansiedade

A palavra "ansiedade" tem origens respeitáveis. Como seus cognatos europeus *angoisse* (francês), *Angst* (alemão), *angoscia* (italiano) e *angustia* (espanhol), ela se origina da raiz grega antiga *angh*, que pode ser encontrada em palavras do grego antigo que significam "apertar forte", "estrangular", "estar oprimido pelo sofrimento", assim como "carga", "fardo" e "problema". É fácil detectar os ecos dessas sensações em experiências geralmente desagradáveis que chamamos de ansiedade. Posteriormente, *angh* deu origem a termos latinos como *angustus, ango* e *anxietas*, todos os quais têm conotações de estreitamento, constrição e desconforto – de maneira similar a outro termo latino que se tornou parte da terminologia médica moderna: *angina*.

Por mais antiga que possa ser a palavra "ansiedade", raras vezes foi empregada como um conceito psicológico ou psiquiátrico antes do final do século XIX e só se tornou disseminada no decorrer do século XX. Aubrey Lewis observou que três artigos acadêmicos sobre ansiedade foram listados nos *Psychological Abstracts* em 1927, catorze em 1931, 37 em 1950 e 220 em 1960.

Não que exista algum indício de que a *experiência* de ansiedade (em oposição ao uso do termo) fosse menos normal e disseminada do que hoje; seria espantoso se assim o fosse. Sensações de pânico e medo, somadas às mudanças físicas que as acompanham – como tremor, palpitações e respiração acelerada –, foram descritas constantemente em escritos médicos, religiosos e literários ao longo dos séculos.

No entanto, essas sensações quase nunca eram chamadas de "ansiedade". Além disso, elas tendiam a ser explicadas como consequência de fracassos morais ou religiosos, ou de doenças ou defeitos físicos orgânicos. Os séculos XVIII e XIX testemunharam um grande aumento no interesse pelas "doenças nervosas", mas os sintomas daquilo que hoje descreveríamos como ansiedade eram considerados essencialmente físicos em sua origem. O debate científico centrava-se na questão de qual problema físico específico era responsável.

Por exemplo, Bénédict Morel (1809-1873), o eminente psiquiatra francês de meados do século XIX, afirmava que os sintomas de ansiedade eram desencadeados por uma doença no sistema nervoso. O influente otorrinolaringologista húngaro Maurice Krishaber (1836-1883), por outro lado, acreditava que a ansiedade era causada por irregularidades cardiovasculares, um problema que poderia ser tratado com o consumo de cafeína. (Tendo em vista que hoje sabemos que a cafeína aumenta a sensação de ansiedade, o remédio recomendado por Krishaber é um tanto irônico.) E Moritz Benedikt (1835-1920), professor de neurologia da Universidade de Viena, atribuiu a problemas no ouvido interno a vertigem muitas vezes sentida em ataques de pânico.

A ascensão meteórica do termo "ansiedade" só começou em 1895, com a publicação de um artigo inovador de Sigmund Freud (1856-1939), o fundador da psicanálise. Sob o conciso título "Sobre os fundamentos para destacar da neurastenia uma síndrome específica intitulada 'Neurose de Angústia'", argumentou que a ansiedade deveria ser separada de outras formas de doença nervosa (ou neurastenia).

Freud, é claro, escreveu em alemão. James Strachey, que traduziu as obras de Freud para o inglês, estava bastante ciente dos problemas causados por traduzir o alemão *Angst* como *anxiety*: "[*Angst* pode] ser traduzido por qualquer uma de meia dúzia de palavras comuns na língua inglesa – *fear* (medo), *fright* (pavor), *alarm* (sobressalto) e assim por diante – e, portanto, não é nada prático escolher um termo em inglês como sua única tradução". O uso, no entanto, consolidou-se.*

A posição central que o termo "ansiedade" ocupa hoje no pensamento da psiquiatria e da psicologia é, em grande medida, um legado da obra de Freud, embora as suas teorias sobre o assunto estejam praticamente desacreditadas, como veremos no Capítulo 2. Contudo, também houve outras influências. Uma delas foi a revivificação, em meados do século XX, do interesse pela obra do filósofo dinamarquês Søren Kierkegaard (1813-1855), e especificamente por seu conceito de *Angst*, um temor angustiante desencadeado pela consciência simultânea de nossa liberdade de agir e de nossa responsabilidade por essas ações. Kierkegaard e suas ideias sobre *Angst* foram uma importante influência sobre filósofos existencialistas proeminentes como Jean-Paul Sartre (1905-1980) e Martin Heidegger (1889-1976), embora sua concepção de *Angst* estivesse muito distante do que os psicólogos hoje definiriam como ansiedade.

Então, houve a visível epidemia de trauma de guerra causada pela Primeira Guerra Mundial. De fato, devem ter sido poucas as comunidades no Reino Unido

---

* Há, igualmente, uma gama de traduções possíveis para o termo *anxiety*: "ansiedade", "angústia", "medo", "apreensão", "preocupação", "nervosismo". Optamos por "ansiedade", já que é este o termo adotado pelo *Manual diagnóstico e estatístico de transtornos mentais,* a maior referência no assunto atualmente. Porém, nas edições consultadas das obras de Freud em português (tanto a de 2006, traduzida do inglês, quanto a de 2010, traduzida diretamente do alemão), o termo *Angst* – que se tornou *anxiety* na edição inglesa – é traduzido como "angústia". Para fins práticos, portanto, os termos "ansiedade" e "angústia" devem ser entendidos, no contexto deste livro, como sinônimos. (N.T.)

em que não houvesse alguém sofrendo nitidamente de graves problemas psicológicos em decorrência dos horrores vividos durante o conflito. (Hoje, esses homens seriam diagnosticados não com trauma de guerra, e sim com *transtorno de estresse pós-traumático*, que será abordado no Capítulo 10.)

A ANSIEDADE É UMA EMOÇÃO

Abundam as teorias sobre a ansiedade, mas os cientistas concordam que esta é uma *emoção*. Com efeito, o medo normalmente é considerado uma das cinco emoções básicas, ao lado de tristeza, felicidade, raiva e nojo. (Como veremos, os termos "ansiedade" e "medo" tendem a ser usados como sinônimos.) Por básicas, queremos dizer as primeiras a se desenvolverem em humanos, geralmente nos seis primeiros meses após o nascimento.

Tudo isso é certo, mas o que exatamente queremos dizer com o termo "emoção"? O conceito é controverso, porém há um acordo geral de que as emoções são fenômenos complexos, os quais afetam nossos pensamentos, nosso corpo e nosso comportamento. Há indícios de que cada uma das emoções básicas envolve uma expressão facial diferente e, em certa medida, uma reação corporal (ou *fisiológica*) diferente. Quando percebemos uma ou mais dessas mudanças, estamos sentindo uma emoção.

O pensamento psicológico atual gira em torno da ideia de que as emoções são sensações intensas e conscientes desencadeadas por nossa *avaliação* cognitiva de determinado acontecimento ou situação. Essa avaliação, que pode ser consciente ou inconsciente, determina que emoção sentimos. Por exemplo, se percebemos que tivemos sucesso, ficamos felizes. Se detectamos que fomos ofendidos ou contrariados, sentimos raiva. E, se acreditamos que estamos em perigo, sentimos medo.

Mas por que precisamos de emoções? A vida não seria muito mais agradável se não fôssemos suscetíveis ao medo, à tristeza ou ao nojo? Sem elas, é quase certo que nossa vida seria muito mais curta. As emoções ajudam a sobreviver, prosperar e transmitir genes. Como explica Paul Ekman, um dos psicólogos mais respeitados no estudo das emoções, elas "evoluíram por seu importante papel adaptativo para lidar com tarefas cotidianas fundamentais". Então, por exemplo, a felicidade que nossos ancestrais sentiam após desenvolver uma ferramenta útil os encorajava a repetir a experiência; a tristeza que sentiam quando se separavam dos amigos e entes queridos ajudava-os a preservar laços sociais importantes; e a ansiedade evitava que eles se tornassem a refeição de algum animal selvagem.

Os psicólogos definem os estados emocionais com base em sua duração. Pesquisas indicam que as reações fisiológicas iniciais – as quais incluem expressões faciais – costumam durar apenas alguns segundos. Uma *emoção* dura de segundos a horas. Se persiste por mais tempo, é considerada um *temperamento*; e, se temos uma tendência a reagir dessa maneira, é parte de nossa *personalidade*.

As emoções são tão importantes para nós que não é de surpreender que muitas vezes sejamos capazes de decodificar facilmente os sentimentos de outras pessoas. Por exemplo, a pesquisa de Rainer Banse e Klaus Scherer mostrou que as pessoas são exímias em identificar emoções apenas escutando o tom de voz de alguém, sem importar o que foi dito. (Banse e Scherer instruíram atores a pronunciar frases sem sentido, evitando que os participantes pudessem inferir emoções com base no significado das palavras usadas.)

Outros estudos revelaram que as pessoas costumam ser capazes de decodificar emoções com base no tato. Uma equipe de pesquisadores nos Estados Unidos separou os participantes em pares e solicitou que cada par sentasse em uma mesa dividida por uma cortina preta. Então, um dos dois tentava comunicar uma série de emoções – raiva, nojo, medo, felicidade, tristeza, surpresa, simpatia, constrangimento, amor, inveja, orgulho e gratidão – simplesmente tocando o braço do outro. Aqueles que estavam conduzindo a ação tendiam a usar técnicas similares para comunicar determinadas emoções: acariciando para indicar amor, por exemplo, ou tremendo para indicar medo. E os participantes que deveriam adivinhar quais emoções estavam sendo comunicadas deram respostas bastante acertadas. Portanto, se não sabemos como as pessoas à nossa volta estão se sentindo, basta prestar um pouco mais de atenção aos sinais que elas quase inevitavelmente estão enviando.

Ansiedade e evolução: lutar ou fugir

Se você detectou as teorias de Charles Darwin na explicação que acabamos de apresentar sobre as emoções, tem toda a razão. De fato, elas são o assunto de um fascinante estudo de Darwin, *A expressão das emoções no homem e nos animais*. Publicado em 1872, esse livro há muito foi ofuscado pelo revolucionário *A origem das espécies* de 1859. Contudo, depois de décadas sendo negligenciado, *A expressão das emoções* passou a exercer uma grande influência sobre o pensamento científico.

Darwin concebe as emoções como comportamentos primordialmente *expressivos*: mudanças fisiológicas, expressões faciais e atitudes automáticas, inconscientes e em grande medida inatas (em vez de aprendidas). O que o interessa em particular é a gama de ações e as mudanças corporais visíveis que caracterizam cada emoção. Essas ações e expressões ajudam a pessoa que está sentindo a emoção e enviam sinais para os que estão à sua volta. Com relação ao medo, Darwin observa:

> [...] os olhos e a boca são bem abertos e as sobrancelhas erguidas. O homem amedrontado fica

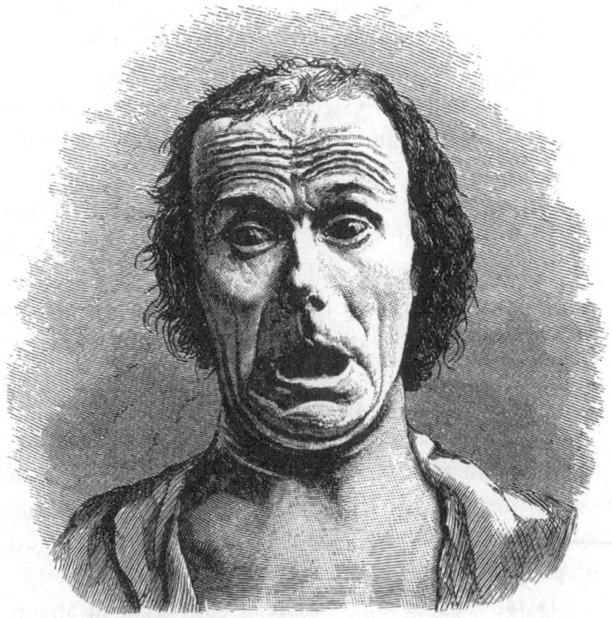

1. Uma ilustração de "terror", ***A expressão das emoções no homem e nos animais*****, de Charles Darwin**

> primeiro paralisado, sem respiração, ou então se agacha, como que para não ser visto. O coração bate rápida e violentamente de encontro às costelas [...] a pele fica instantaneamente pálida [...] o suor [frio] dela exsuda nessas situações [...] Também os pelos sobre a pele se eriçam [...] a boca fica seca [...]

Como o título de seu livro deixa claro, Darwin não considera as emoções uma característica exclusiva dos humanos. Na verdade, ele dedica esforços consideráveis a salientar as continuidades (bem como as diferenças) entre a experiência e a expressão de emoções nos humanos e nos animais. Por exemplo, ele escreve:

> Em todos ou quase todos os animais, até mesmo nos pássaros, o terror provoca tremores no corpo. [...] Quanto ao eriçamento involuntário dos pelos [tipicamente causado pelo medo], temos boas razões para acreditar que no caso dos animais essa ação [...] serve para, junto com certos movimentos voluntários, fazê-los parecer temíveis para seus inimigos. E como as mesmas atitudes voluntárias e involuntárias são desempenhadas por animais próximos do homem, somos levados a acreditar que o homem reteve, por herança, um resquício delas, agora já sem utilidade.

De maneira igualmente controversa para a época, Darwin insistiu que o modo como os seres humanos expressavam as emoções era quase sempre o mesmo, independentemente da etnia.

Já falamos bastante sobre a expressão de medo. E quanto à função adaptativa da ansiedade? Como exatamente ela nos ajuda? A explicação clássica foi formulada em 1915 por Walter Cannon (1871-1945), professor de fisiologia de Harvard. Ele cunhou a expressão "lutar ou fugir" para descrever a reação típica de um animal diante do perigo. O propósito da ansiedade é de nos alertar para uma ameaça em potencial e de nos preparar para reagir da forma adequada. E avisar os outros que eles devem ficar a postos.

A TEORIA TRIDIMENSIONAL DA ANSIEDADE

A ansiedade coloca em ação uma série de mudanças fisiológicas, todas elas projetadas para nos ajudar a focar totalmente em lidar com a ameaça repentina à nossa existência. Essas mudanças estão associadas com o que hoje é conhecido como sistema nervoso autônomo (SNA), cuja função é controlar processos fisiológicos básicos – por exemplo, a respiração, a regulação da temperatura e a pressão sanguínea. O SNA compreende dois subsistemas complementares: o sistema nervoso simpático (SNS), que prepara o corpo para reagir ao perigo, e o sistema nervoso parassimpático (SNP), que controla e contrabalança a atividade frenética do SNS.

Por exemplo, o SNS eleva nosso batimento cardíaco (em alguns casos, em até 1200%), permitindo que o sangue chegue aos músculos mais depressa. Nossas pupilas então se dilatam, relaxando os cristalinos e fazendo com que mais luz chegue aos olhos. O sistema digestivo é colocado em espera, resultando em produção reduzida de saliva – daí a boca seca que normalmente experimentamos quando estamos com medo. Novas pesquisas indicam que a expressão facial que as pessoas tendem a assumir quando estão assustadas – olhos arregalados, narinas dilatadas, sobrancelhas erguidas – de fato nos ajuda a enxergar melhor e detectar melhor os cheiros: atributos que poderiam fazer toda a diferença em situações perigosas. Sem medo e ansiedade, os humanos certamente teriam desaparecido há muito tempo. Afinal, seres que não são capazes de identificar o perigo e reagir apropriadamente só servem para ser presa de outros, como os dodôs atestariam.

Conforme vimos, Darwin enfatizou o modo como expressamos nossas emoções. Porém, embora este seja claramente um componente essencial, não explica tudo. As emoções são mais do que a maneira assumida por nossos traços faciais ou nossa postura corporal. É isso que o psicólogo Peter Lang estava tentando mostrar quando formulou o modelo "tridimensional" para a ansiedade. De acordo com Lang, a ansiedade se manifesta de três formas:

1. O que dizemos e como pensamos: por exemplo, afligir-se com um problema, ou comunicar medo ou preocupação.
2. O modo como nos comportamos: por exemplo, evitar certas situações, ou estar sempre alerta contra problemas.
3. Mudanças físicas: por exemplo, batimento cardíaco acelerado ou respiração mais curta, assim como expressão facial.

Essas três dimensões estão vagamente inter-relacionadas. Se queremos saber se alguém está ansioso, não podemos tirar conclusões só com base no que a pessoa nos diz sobre como está se sentindo; ela pode encobrir suas verdadeiras emoções, ou mesmo não estar ciente delas. De maneira similar, o fato de que uma pessoa participa de uma atividade não significa que não esteja ansiosa a respeito (assim como alguém poderia evitar fazer algo por uma série de motivos além de medo). E é bem possível estar ansioso sem sentir como se você tivesse um nó no estômago, ou como se o seu coração estivesse prestes a sair pela boca.

Definições de ansiedade

Tendo em mente que ainda não há uma única definição de ansiedade, consideremos algumas tentativas úteis. A primeira vem do *Manual diagnóstico e estatístico de transtornos mentais* (*DSM*, na sigla em inglês), uma referência para profissionais de saúde mental compilada pela Associação Americana de Psiquiatria. De acordo com o *DSM*, ansiedade é:

> A antecipação apreensiva de um futuro perigo ou infortúnio acompanhada de uma sensação de disforia ou de sintomas somáticos de tensão. O foco de perigo antevisto pode ser interno ou externo.

E esta é uma definição um pouco menos técnica, proposta pelo psicólogo americano David Barlow:

> A ansiedade é um estado de ânimo *voltado para o futuro* em que se está pronto ou preparado para lidar com acontecimentos negativos vindouros [...] Se fôssemos colocar a ansiedade em palavras, poderíamos dizer: "aquele episódio terrível pode acontecer novamente e eu talvez não seja capaz de lidar com ele, mas preciso estar pronto para tentar".

Ambas as definições sustentam que a ansiedade é uma emoção (embora o *DSM* use o termo "sensação" e Barlow se refira a ela como um "estado de ânimo"). Como todos sabemos, a ansiedade não é nada divertida; é o que o *DSM* quer dizer com "disforia" (o termo psicológico para uma sensação desagradável). Nosso corpo pode se comportar de maneiras atípicas (estômago agitado, olhos arregalados, coração acelerado) – daí a referência do *DSM* a sensações "somáticas". E a origem disso tudo é a percepção de que podemos estar passando por um problema grave.

Um conceito intimamente relacionado, mas um pouco diferente, é o de estresse. O estresse é definido como aquilo que sentimos quando acreditamos que não somos capazes de lidar com as demandas com que nos deparamos. Compreende dois elementos: um problema e uma percepção sobre nós mesmos (especificamente, de que não somos capazes de lidar com o problema em questão). Como a ansiedade, o estresse tem origem no sistema de lutar ou fugir. Pode desencadear uma série de respostas emocionais, incluindo, muitas vezes, ansiedade.

Você talvez esteja se perguntando como a ansiedade difere do medo. De fato, os dois termos são com frequência usados como sinônimos, e nós fazemos isso neste livro. Dito isso, alguns pesquisadores estabelecem uma diferenciação, que geralmente gira em torno do objeto de nossa emoção. O medo costuma ter um objeto claro – ver uma barbatana de tubarão enquanto estamos nadando, talvez, ou uma manobra perigosa do carro ao nosso lado na estrada – e normalmente funciona como uma espécie de reação de emergência (estar meio assustado é quase uma contradição de termos). Contudo, em geral, as coisas são menos claras quando se trata de ansiedade. Em vez de situações em que sabemos exatamente o que está nos assustando – e em que nosso medo logo desaparecerá quando a ameaça tiver passado –, podemos não fazer ideia de por que nos sentimos ansiosos. Como afirma Holly Golightly em *Bonequinha de luxo*: "[Você] sabe que alguma coisa ruim vai acontecer, mas não sabe o quê".

Muitas vezes, a ansiedade pode ser uma sensação menos intensa do que o medo. Pode parecer vaga e amorfa – e, precisamente por isso, difícil de nos livrarmos dela. Afinal, se não sabemos o que está nos deixando ansiosos, é difícil saber como lidar com o problema. Alguns especialistas afirmam que a ansiedade é a emoção que sentimos quando não podemos, ou não sabemos como, tomar uma atitude para lidar com uma ameaça. Então, um grande cachorro correndo em nossa direção com os dentes à mostra provavelmente nos leva a fugir assustados; preocupações com a morte tendem mais a assumir a forma de uma ansiedade importuna do que de um medo nítido.

Se a ansiedade é normal, como podemos dizer se ela está saindo do nosso controle? Em que ponto a ansiedade comum, cotidiana, passa a ser um problema clínico que precisa de atenção? Todo caso deve ser avaliado em seu próprio contexto, mas um profissional de saúde mental levará em consideração:

- se o indivíduo está ficando ansioso de maneira desproporcional (sua ansiedade é como um alarme de carro hipersensível);
- se a ansiedade está baseada em uma percepção irrealista ou excessiva de perigo;
- há quanto tempo a ansiedade vem afetando a pessoa;
- quanto sofrimento causa ao indivíduo;
- em que nível a ansiedade está interferindo na vida cotidiana da pessoa.

Então, eles tentarão associar as experiências da pessoa com um dos seis tipos de transtorno de ansiedade – aqueles categorizados como tais pelos principais sistemas psiquiátricos – que descrevemos nos Capítulos 5 a 10.

Caso esteja preocupado com seu próprio nível de ansiedade, você encontrará questionários de autoavaliação para muitos transtornos específicos no Apêndice, p. 160-169.

Capítulo 2

Teorias sobre a ansiedade

Como vimos no Capítulo 1, até o século XX o termo "ansiedade" raramente foi usado por médicos e cientistas. No entanto, à medida que aumentava o interesse pelo tema, foi surgindo um volume cada vez mais rico e variado de trabalhos teóricos dedicados a compreendê-lo. Neste capítulo, abordaremos as quatro principais perspectivas sobre a ansiedade, de ideias que remontam ao fim do século XIX às pesquisas mais recentes:

- psicanalítica
- comportamental
- cognitiva
- neurobiológica

Teorias psicanalíticas sobre a ansiedade

> Quanto mais avançamos no estudo dos processos psíquicos, tanto mais reconhecemos sua profusão e complexidade. Várias fórmulas simples, que inicialmente nos pareciam apropriadas, revelaram-se depois insatisfatórias [...] agora que tratamos da angústia, [vocês] veem tudo em estado de fluxo e mudança.
>
> Sigmund Freud, "Angústia e instintos"

Uma influente figura histórica no estudo da ansiedade foi o fundador da psicanálise, Sigmund Freud (1856-1939). Freud formou-se em medicina pela Universidade de Viena, especializando-se em neurologia (o estudo e tratamento de distúrbios do sistema nervoso). Nos anos 1890, passou a acreditar que os sintomas apresentados por muitos de seus pacientes eram produto não de uma doença do sistema nervoso, mas de sua incapacidade de lidar com impulsos psicológicos invisíveis, inconscientes e primordialmente sexuais. Essa compreensão tornou-se o fundamento da psicanálise, que veio a ser a forma predominante de tratamento para problemas psicológicos na Europa e nos Estados Unidos até pelo menos os anos 1970.

O interesse de Freud pela ansiedade foi marcado pela publicação, em 1895, de seu artigo "Sobre os fundamentos para destacar da neurastenia uma síndrome específica intitulada 'Neurose de Angústia'". Como o título indica, o principal propósito desse artigo era distinguir o que Freud chamava de "neurose de angústia" (*Angstneurose*) de outras formas de doença nervosa (ou neurastenia).

Quais eram os sintomas da "neurose de angústia"? Freud listou:

- Irritabilidade.
- Pessimismo perturbador e profundamente arraigado; a crença de que o desastre é iminente. Freud chamou isso de "expectativa angustiada".
- Ataques de pânico, muitas vezes envolvendo sintomas físicos como dificuldade para respirar, dores no peito, sudorese, tontura e tremor.
- Acordar durante a noite com medo.
- Vertigem, em que o indivíduo experimenta "a sensação de que o solo oscila, as pernas cedem e é impossível manter-se em pé por mais tempo".

- Fobias.
- Sensações de náusea, fome voraz ou diarreia.
- Formigamento da pele ou entorpecimento.

Freud afirmava que, à diferença de outras doenças nervosas, a neurose de angústia era causada pela incapacidade de satisfazer adequadamente a excitação sexual acumulada. Como exemplo, ele citava os casos de homens e mulheres "voluntariamente abstinentes"; homens "em um estado de excitação não consumada", por exemplo, quando eram comprometidos, mas ainda não casados; e mulheres "cujos maridos sofrem de ejaculação precoce ou de potência marcadamente enfraquecida [...] [ou] cujos maridos praticam o coito interrompido ou *reservatus*".

De maneira um tanto irônica, considerando-se que a psicanálise é sobre a primazia da mente, em 1895 Freud acreditava que a ansiedade fosse causada por fatores *físicos*. A excitação sexual certamente tinha uma profunda influência sobre a psique, desencadeando o desejo de satisfação sexual, mas sua essência era fisiológica. Nos homens, segundo Freud, esta consistia em "uma pressão nas paredes das vesículas seminais". Freud argumentava que um processo análogo acontecia na mulher, embora ele não soubesse que processo seria esse.

As visões de Freud sobre a ansiedade, no entanto, evoluíram consideravelmente ao longo das décadas. Sua última posição é resumida em "Angústia e instinto", uma palestra que proferiu em 1932. A ansiedade neurótica ainda tem origem na energia sexual, mas essa energia passa a ser vista como fundamentalmente psicológica, e não física.

Você talvez tenha observado o uso do termo "neurótico" aqui. Isso acontece porque, até agora,

Freud estava distinguindo entre a ansiedade como uma resposta justificada a um perigo real e a chamada ansiedade neurótica, que é excessiva e irracional. A ansiedade realista surge de ameaças no meio externo; a ansiedade neurótica surge de dentro, embora não estejamos cientes de sua verdadeira causa. A ansiedade realista nos ajuda; a ansiedade neurótica pode fazer de nossa vida um inferno.

Crucial para a teoria de Freud sobre a ansiedade é o que ele chamou de *id*, um selvagem e primitivo repositório psíquico de desejos instintivos. A tarefa de gerenciar e controlar esses desejos, que estão enterrados no fundo do nosso inconsciente, cabe a uma segunda parte da psique freudiana, o *ego*. Quando o ego não é capaz de desempenhar esse papel nada invejável, a consequência é a ansiedade neurótica, e o desejo é, assim, reprimido. Freud também afirma que os episódios de ansiedade lembram nosso primeiro encontro com o perigo: o trauma do nascimento. Todo medo ansioso que sentimos é um eco desse acontecimento primordial.

A teoria final de Freud sobre a ansiedade é ilustrada por um de seus mais famosos estudos de caso: o do Pequeno Hans. Hans era um menino de cinco anos que tinha medo de cavalos. Freud, trabalhando principalmente com base em informações fornecidas pelo pai de Hans, argumentou que a fobia do menino com relação aos cavalos era, na realidade, um medo do desejo sexual inconsciente que ele nutria pela mãe e da retaliação do pai que, inconscientemente, ele previa. O medo "inaceitável" – inaceitável porque resultante de uma paixão edipiana pela mãe – é transformado em uma fobia mais aceitável. A clara distinção entre medos realistas e neuróticos é, desse modo, destruída: Freud mostra que na raiz de toda ansiedade neurótica está o medo de um perigo externo (no caso, a punição, possivelmente por meio de castração, pelas mãos do pai).

Freud foi, sem dúvida, um dos pensadores mais influentes do século XX, mas hoje os cientistas consideram suas ideias um tanto irrelevantes. Como escreveu o psicólogo Stanley Rachman: "Todo o seu pensamento, inclusive a teoria sobre a ansiedade, é brilhante na teoria, mas carece de rigor metodológico e de indícios factuais".

Teorias comportamentais sobre a ansiedade

A ansiedade é uma resposta aprendida.

O. H. Mowrer

Um dos experimentos mais famosos na história da psicologia aconteceu em Londres em 1920. Conduzindo o experimento estava John Broadus Watson (1878-1958), na época um nome célebre na psicologia anglo-americana. Watson foi o líder do *behaviorismo*, uma teoria que dominaria a psicologia acadêmica durante grande parte do século XX.

O behaviorismo, ou teoria comportamental, foi uma firme rejeição à psicologia acadêmica liderada por Wilhelm Wundt (1832-1920) e William James (1842-1910) e à psicanálise, que logo havia se tornado a teoria dominante na Europa para entender e tratar a mente e seus transtornos.

Conforme o nome indica, o behaviorismo (do inglês *behavior*, isto é, comportamento) tomou como objeto de estudo o comportamento de humanos e animais (não via nenhuma diferença fundamental entre os dois). De fato, Watson afirmava que o comportamento era o *único* objeto de estudo adequado para uma psicologia genuinamente científica. Pensamentos, emoções, sonhos – eram todos irrelevantes. Como tais fenômenos poderiam ser estudados segundo métodos científicos? Em seu "manifesto behaviorista" de 1913, Watson escreveu:

> A psicologia [...] é um ramo puramente experimental e objetivo das ciências naturais [...] Seu objetivo teórico é a previsão e o controle do comportamento.

Para Watson e seus seguidores, todo comportamento tem uma explicação simples: nós o *aprendemos*. E isso nos leva de volta àquele celebrado experimento de 1920. Contracenando com Watson em 1920 havia um bebê, imortalizado pelo famoso psicólogo (junto com sua assistente e futura esposa, Rosalie Rayner) como "Albert B.".

Albert B. tinha nove meses de idade, filho de uma ama de leite que trabalhava no Lar para Crianças Inválidas Harriet Lane em Londres. Watson e Rayner começaram testando as reações de Albert a uma série de objetos, entre os quais um rato branco, um coelho, um cachorro, algodão e jornais em chamas. Albert – que, de acordo com os psicólogos, era uma criança feliz, saudável e tranquila – parecia perfeitamente satisfeito com todos eles.

Algumas semanas depois, Watson e Rayner mostraram a Albert o rato branco pela segunda vez. Naquela ocasião, assim que Albert tocou o rato, os psicólogos bateram um martelo contra uma barra de aço, produzindo um barulho forte, repentino e assustador. Depois de algumas semanas, eles descobriram que Albert agora tinha medo do rato branco, mesmo quando a barra de aço não era golpeada. E não era apenas isso: a criança também tinha medo de objetos que lembrassem o rato branco em algum aspecto, como um coelho ou mesmo o cabelo de Watson.

Watson e Rayner usaram o termo "condicionamento" para descrever esse processo de aprender a temer um objeto ou local neutro que não apresenta ameaça quando este é associado com outro acontecimento mais nitidamente assustador. Nesse aspecto, eles foram muito influenciados pelo trabalho do cientista russo Ivan Pavlov (1849-1936). Pavlov demonstrou que, quando certo estímulo (por exemplo, um metrônomo) é associado com comida, os cachorros aprendem a responder ao estímulo da mesma maneira que reagem à comida – salivando –, mesmo quando não há alimento presente.

Watson e Rayner usaram o exemplo de Albert B. como prova de sua teoria de que todos os medos são resultado de condicionamento: nós os aprendemos, normalmente durante a infância:

> Os primeiros meses de vida da criança no ambiente doméstico propiciam um laboratório para instituir respostas emocionais condicionadas.

Segundo eles, é o condicionamento que explica como surgem os medos irracionais e as fobias:

> É provável que muitas das fobias na psicopatologia sejam verdadeiras reações emocionais condicionadas [...]

É claro que um único bebê não é uma amostra cientificamente sólida; por outro lado, a maior parte dos experimentos de Watson foram realizados em ratos.

As ideias behavioristas com relação à ansiedade foram desenvolvidas posteriormente pelo psicólogo americano O. H. Mowrer (1907-1982). Na denominada *teoria da aprendizagem em dois estágios*, Mowrer argumentou que a ansiedade – e especificamente o desejo de evitá-la – é um motor crucial do comportamento humano:

> *ansiedade (medo) é a forma condicionada de reação à dor,* que tem a função extremamente útil de motivar e reforçar comportamentos que tendem a evitar ou prevenir a recorrência do estímulo que produz dor [grifo do autor]

A ênfase de Mowrer no poder de motivação da experiência antecipa a teoria do *condicionamento operante* de Burrhus Skinner (1904-1990), psicólogo de Harvard. Skinner deteve-se no efeito que nosso comportamento tem sobre o mundo à nossa volta. Se o efeito é positivo, aprendemos a repetir o comportamento; um efeito negativo nos ensina a tentar alguma coisa diferente da próxima vez. Então, por exemplo, porque sabemos a dor que um pit bull furioso poderia nos causar, e o terror que sentiríamos ao vê-lo correndo em nossa direção, tomaríamos cuidado para não fazer movimentos bruscos ou ameaçadores ao passar por um.

Tal comportamento é certamente sensato quando se trata de riscos genuínos. Contudo, a teoria de Mowrer também ajuda a explicar como podemos ser dominados por ansiedades irracionais. Uma pessoa que evita andar de avião por causa da ansiedade que sente nessas situações priva-se da oportunidade de descobrir que seus medos são exagerados: as chances de morrer ou de se machucar em um acidente de avião são ínfimas, e o medo que parece avassalador finalmente se dissipa. Ao evitar tais situações, nossa ansiedade só aumenta.

As teorias comportamentais sobre a ansiedade se esforçaram para fornecer respostas satisfatórias a várias perguntas importantes. Por exemplo, por que motivo, das muitas pessoas que vivenciam uma experiência assustadora – um acidente de carro, por exemplo –, somente algumas desenvolvem uma fobia que as impede de voltar a andar de carro? Por que muitas vêm a ter fobias de situações em que nunca estiveram? E se, de acordo com a teoria clássica do condicionamento, podemos aprender a ter medo de *qualquer* estímulo neutro, por que alguns medos são muito mais comuns do que outros? Por que tantas pessoas têm medo de altura e de animais e tão poucas têm medo de árvores ou de chocolate?

Pesquisas mais recentes fornecem explicações para pelo menos alguns desses enigmas. Está claro, por exemplo, que não precisamos vivenciar uma situação na própria pele para ter medo de que esta se repita. Podemos aprender a ter medo com base no que outras pessoas nos dizem e no modo como se comportam. Portanto, se o pai ou a mãe têm uma fobia, há uma chance acima da média de que o filho também venha a ter. E alguns medos podem ter sido gravados em nossos circuitos neurais pela evolução. Assim, embora talvez jamais tenhamos encontrado uma cobra ou uma aranha perigosa, é bem provável que nossos ancestrais tenham tido inúmeras experiências de seu potencial perigo. O medo de altura, muito comum, pode ser entendido da mesma maneira. Esses medos aparentemente residuais, relíquias da pré-história humana, são chamados pelos psicólogos de medos "inatos".

O behaviorismo não fornece uma explicação completa para a ansiedade (seria admirável se fornecesse!). Porém, sua contribuição foi enorme. Muitos medos são de fato aprendidos, embora não à maneira relativamente rudimentar do condicionamento clássico. Com efeito, a capacidade de aprender com base na experiência e formular planos para evitar perigo futuro é, sem dúvida, parte da explicação para o sucesso da humanidade. Conforme escreveu Mower:

> o fato de que a propensão da mente humana a pensar no futuro, com a ansiedade que muitas vezes a acompanha, é mais desenvolvida do que nos animais inferiores provavelmente explica muitas das conquistas singulares do homem.

O behaviorismo também influenciou algumas das estratégias mais eficazes para tratar os problemas de ansiedade. O psicólogo sul-africano Joseph Wolpe (1915-1997), por exemplo, desenvolveu a *dessensibilização sistemática* para lidar com medos e fobias. Essa técnica, que implica expor os indivíduos gradativamente à situação temida – por exemplo, altura ou cobras – para que eles possam aprender que na verdade não há o que temer, ainda é o tratamento padrão para fobias.

O legado do behaviorismo pode ser visto na forma mais disseminada de terapia psicológica em nossos dias, a terapia cognitivo-comportamental ou TCC. Na raiz da TCC está a ideia de que pensamentos, sentimentos e comportamentos prejudiciais não são inatos, mas aprendidos. E, uma vez que não são inatos, eles podem ser desaprendidos – e de maneira incrivelmente rápida com a ajuda de um terapeuta.

Teorias cognitivas sobre a ansiedade

> A ideia fundamental é que as emoções vivenciadas decorrem do modo como os acontecimentos são interpretados ou avaliados. É o significado dos acontecimentos que desencadeia as emoções, e não os próprios acontecimentos. O modo como estes são interpretados dependerá do contexto em que ocorreram, do estado de ânimo da pessoa no momento em que ocorreram e das experiências anteriores da pessoa.
>
> Paul Salkovskis

O behaviorismo – com seu foco exclusivo nos aspectos da vida humana que poderiam ser estudados em laboratório – dominou a psicologia acadêmica nos Estados Unidos e no Reino Unido durante grande parte do século XX. No entanto, as coisas começaram a mudar em 1956, com o advento da chamada "revolução cognitiva". O cognitivismo visava a identificar e entender os processos básicos por trás do modo como os seres humanos pensam; o behaviorismo havia se recusado a estudar pensamentos porque eles não são o tipo de situação que se pode observar diretamente.

A nova abordagem foi sintetizada no inovador *Cognitive Psychology*, publicado por Ulric Neisser (1928-2012) em 1967. Tinha por objeto de estudo:

> todos os processos pelos quais os estímulos sensoriais são transformados, reduzidos, elaborados, armazenados, recuperados e usados [...] Termos como sensação, percepção, imagem, retenção, memória, resolução de problemas e raciocínio, entre muitos outros, referem-se a estágios ou aspectos hipotéticos de cognição.

Para explicar esses processos, os psicólogos cognitivos os mapearam usando uma metáfora retirada de outra área em expansão na época: a computação. As informações sensoriais eram representadas como sendo recebidas pelo cérebro e então processadas através de uma série de etapas binárias sim/não, como os diagramas de fluxo em que se baseiam muitos programas de computação. Hoje, os modelos são mais sofisticados: em vez de um fluxograma linear, em que uma parte específica do cérebro lida com um dado por vez, vários processos mentais ocorrem simultaneamente e em lotes numa "rede neural" complexa e de múltiplas camadas.

O cognitivismo é, atualmente, a tendência dominante na psicologia contemporânea. Sendo assim, o que tem a nos dizer sobre a ansiedade?

Talvez sua ideia principal seja a de que a ansiedade – assim como outras emoções – surge em decorrência do modo como *avaliamos* uma situação. No início, essa avaliação, ou interpretação, pode não ser um processo consciente; muitas vezes, é mera "intuição". Nossos sentidos funcionam como um sistema de alerta precoce, percebendo algo potencialmente importante e transmitindo isso à parte mais racional e deliberativa de nosso cérebro. Quando detectamos uma ameaça que não estamos seguros de que somos capazes de enfrentar, sentimos ansiedade. Esses pensamentos conscientes sobre a ameaça são cruciais, e são eles que os tratamentos psicológicos atuais para casos de ansiedade grave tratam de mudar.

Imagine, por exemplo, que você acordou nas primeiras horas da manhã com um barulho no andar de baixo. O modo como você interpreta esse barulho determinará sua resposta emocional. Se concluir que é seu gato fazendo algazarra, você pode sentir certa irritação por ter sido incomodado e, em seguida, virar as costas e voltar a dormir. Contudo, se acreditar que pode ser o ruído de um ladrão, é quase certo que será tomado pela ansiedade e ficará acordado perguntando-se se deve investigar. Não é o evento que determina o nosso estado emocional, mas o modo como interpretamos esse evento.

A ameaça percebida pode ser externa – como o barulho durante a noite – ou interna. Por exemplo, os ataques de pânico muitas vezes são desencadeados pela crença equivocada de que sensações físicas ocasionais, porém normais – um aperto no peito, talvez, ou um formigamento no braço – são sintomas de uma doença grave, como um ataque do coração. De fato, pode ser desencadeado um ciclo vicioso em que a manifestação física de ansiedade (por exemplo, náusea, falta de ar, coração acelerado) é tomada como confirmação de colapso ou morte iminente, o que, por sua vez, leva a mais ansiedade. Novamente, é o modo como o indivíduo interpreta esses sinais internos que é crucial. Isso significa que, se mudar seu pensamento, você pode mudar sua emoção.

Mas por que uma pessoa interpreta um pouco de falta de ar depois de subir a escada correndo como um sinal de morte iminente, enquanto outra mal a percebe? Por que uma pessoa presume que um barulho no meio da noite não é motivo para preocupação, enquanto outra se vê paralisada de medo? A resposta está em nossas ideias preconcebidas e em nossos processos de pensamento habituais – que o fundador da terapia cognitivo-comportamental, Aaron T. Beck, chamou de "sistema de crenças". Esse sistema de crenças vai sendo construído por nossas experiências de vida. Além disso, é tão incrustado e automático que, na maioria das vezes, não estamos cientes de sua existência.

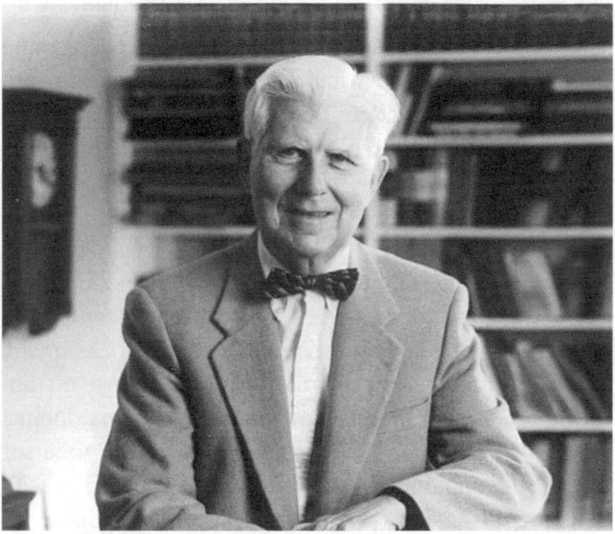

2. Aaron T. Beck é reconhecido como o pai da terapia cognitivo-comportamental, a forma mais eficaz de tratamento para problemas de ansiedade. Um dos principais pesquisadores do mundo em transtornos psicológicos, ele é professor emérito de psiquiatria da Universidade da Pensilvânia e fundador do Instituto Beck de Terapia Cognitivo-Comportamental. Beck foi aclamado pela Associação Americana de Psicologia como "um dos cinco psicoterapeutas mais influentes de todos os tempos"

Não há nada inerentemente negativo com os esquemas cognitivos: graças a eles, conseguimos rapidamente nos ajustar às situações em que nos encontramos. No entanto, Beck descobriu que pessoas com transtornos de ansiedade tendem a apresentar um sistema de crenças nocivo a respeito de si mesmas, do mundo que as cerca e do futuro (o qual é conhecido como *tríade cognitiva*). Por exemplo:

- "É sempre mais sábio presumir o pior."

- “Problemas podem surgir a qualquer momento; preciso estar sempre preparado.”
- “Sou uma pessoa vulnerável.”
- “Preciso estar no controle.”

Se acreditamos em tais crenças, provavelmente superestimamos a ameaça diante de nós e subestimamos nossa capacidade de lidar com ela.

Os problemas de ansiedade, se não tratados, podem ser muito persistentes. Por que isso é assim? As pessoas ansiosas podem passar grande parte do tempo se preocupando com situações que jamais aconteceram com elas e, de fato, têm muito pouca probabilidade de acontecer. Por que elas não percebem que sua ansiedade é descabida? Por que não aprendem com base na experiência?

Essa é uma pergunta que recebeu grande atenção dos psicólogos clínicos cognitivistas. Uma de suas principais descobertas é que as pessoas com problemas de ansiedade adotam uma gama de estratégias – conhecidas como *comportamentos de segurança* – projetadas para evitar a ocorrência do que quer que temam. Então, por exemplo, uma pessoa temerosa com relação a situações sociais tentará evitá-las; se isso for impossível, recorrerá a outras técnicas, como ir acompanhada de um amigo, vestir-se da maneira mais discreta possível e tentar não chamar a atenção. Esses comportamentos de segurança podem reduzir a ansiedade a curto prazo, mas a impedem de descobrir que seus pensamentos temerosos são injustificados – e, com isso, acabam aumentando sua ansiedade.

Os pesquisadores basearam-se nos estudos de Beck para identificar outros *vieses cognitivos* por trás dos transtornos de ansiedade. Assim como os comportamentos de segurança, os padrões de pensamento e de comportamento que parecem projetados para evitar a ansiedade só a aumentam. Por exemplo, as pessoas com problemas de ansiedade estão sempre atentas contra possíveis ameaças. Todavia, uma vez que sua atenção é tão focada no perigo em potencial, elas tendem a ignorar os acontecimentos que não se encaixam nessa visão de mundo um tanto sombria. Isso, por sua vez, pode levar a uma estimativa exagerada da probabilidade de perigo (os psicólogos chamam-na de *expectativa de ameaça*) e a muitos falsos alarmes – e tudo isso só torna o terreno mais fértil para que cresça a ansiedade.

Há uma tendência a interpretar negativamente eventos ambíguos. Isso é um problema em particular, visto que muitas das situações que encontramos são inerentemente ambíguas, porque é muito difícil saber como outras pessoas pensam e sentem-se na realidade. Um bom exemplo desse *viés atencional* veio de um experimento que pedia aos participantes para anotarem uma série de homófonos (palavras que têm som idêntico, mas significados diferentes) em inglês, por exemplo: die/dye (morrer/tingir), slay/sleigh (matar/trenó), pain/pane (dor/vidraça), weak/week (fraco/semana) e guilt/gilt (culpa/dourado). Quanto mais ansioso era um participante, maior a probabilidade de que ele optasse pela grafia com significado mais ameaçador. As pessoas com transtornos de ansiedade também são vítimas não de pensamentos, mas de imagens perturbadoras ou mesmo alarmantes. Indivíduos com ansiedade social podem ter uma imagem mental totalmente incorreta de si mesmos quando se encontram em situações sociais. Em vez de refletirem racionalmente sobre as coisas, eles usam um *raciocínio emocional* instintivo. David Clark, o principal psicólogo cognitivista a estudar a ansiedade, explicou:

> É como se um modelo mental do “eu” social e observável do paciente tivesse se instaurado depois de uma experiência social traumática passada, sendo reativado em encontros sociais subsequentes.

Isso se torna ainda mais importante porque as pesquisas indicam que as imagens exercem uma influência muito maior sobre nossas emoções do que os pensamentos. Tal como ocorre com outros vieses cognitivos, essa suscetibilidade a imagens mentais possibilita que a ansiedade se perpetue e se intensifique.

Teorias neurobiológicas sobre a ansiedade

> Quando se trata de detectar e reagir ao perigo, simplesmente o cérebro [dos vertebrados] não mudou muito. Sob certos aspectos, nós somos lagartos emocionais.
>
> Joseph LeDoux

O que acontece em nosso cérebro quando sentimos ansiedade? Até os avanços relativamente recentes da tecnologia de neuroimagem, que permite registrar e representar em imagens a atividade bioquímica no cérebro, os cientistas podiam fazer apenas conjecturas. Porém, como veremos, houve avanços notáveis nos últimos anos.

Primeiro, uma advertência. A neurociência avançou muitíssimo em um curto intervalo de tempo. Contudo, mesmo se entendêssemos exatamente como nosso cérebro funciona – e estamos muito longe disso –, ainda assim não teríamos uma explicação total para nossas experiências. Por exemplo, embora hoje os cientistas possam ter mais certeza do que nunca sobre quais partes do cérebro estão envolvidas na ansiedade, sabe-se que nenhuma emoção pode ser reduzida meramente a um conjunto de estruturas e atividades cerebrais. Há sempre outros níveis de explicação, incluindo os aspectos comportamentais e cognitivos que já discutimos neste capítulo.

O modo como tais níveis atuam foi bem captado pelo neurobiólogo Steven Rose:

> A linguagem da mente e da consciência está para a linguagem do cérebro e das sinapses como o inglês está para o italiano; pode-se traduzir de uma para outra, mas sempre com certa perda de ressonância cultural. No entanto, não precisamos dar primazia a uma ou a outra.

O mesmo ocorre com a ansiedade; os cientistas abordam a questão de diferentes perspectivas, mas nenhuma dessas perspectivas tem prioridade e todas estão inter-relacionadas. As melhores teorias combinam as diferentes abordagens e, como veremos, a neurociência cognitiva começou a fazer isso.

Muito antes do advento da neuroimagem, os cientistas já suspeitavam que o *sistema límbico* do cérebro exerce um papel fundamental na produção de emoções. O sistema límbico em humanos lembra muito aquele encontrado nos primeiros mamíferos há cerca de 200 milhões de anos. É parte do encéfalo frontal, uma parte do cérebro relativamente recente em termos evolutivos, e está disposto em uma espécie de círculo em torno do tronco encefálico, que é mais antigo ("límbico" deriva da palavra latina para "borda"). Sua função é fazer uma avaliação rápida e pré-consciente de uma situação a fim de ajudar a determinar que emoção (e, portanto, reação) é adequada.

Também situados no encéfalo frontal estão dois outros componentes fundamentais de nosso sistema emocional. Os *lobos frontais* do córtex cerebral ficam logo atrás dos olhos e lidam com muitas das tarefas que tendemos a considerar essencialmente humanas, como planejamento, tomada de decisão, linguagem e pensamento consciente. São os lobos frontais que fazem reflexões conscientes e determinam nossas respostas emocionais.

Nessa tarefa, os lobos frontais são auxiliados pelo *hipocampo*, que ajuda a formar e armazenar memórias contextuais – referências vitais, enquanto os lobos frontais tratam de decidir a melhor forma de reagir a dada situação.

Joseph LeDoux foi pioneiro ao identificar uma região específica do sistema límbico como o "computador emocional" do cérebro, sendo de especial importância com relação ao medo e à ansiedade. Essa região são as *amígdalas cerebelosas*, dois pequenos aglomerados de tecido que, na visão dos primeiros cientistas, tinham a forma de amêndoas (*amígdala* é a palavra latina para "amêndoa"). As amígdalas cerebelosas parecem ser responsáveis pelas reações de medo em todas as espécies que as possuem, incluindo répteis e aves, além de mamíferos. Abrigam um repositório de memórias de medo *inconscientes*, o que significa que podemos ficar ansiosos sem saber por quê. E estão muito bem conectadas com outras partes do cérebro. LeDoux escreveu:

> A amígdala assemelha-se ao eixo de uma roda. Recebe informações secundárias de regiões sen-

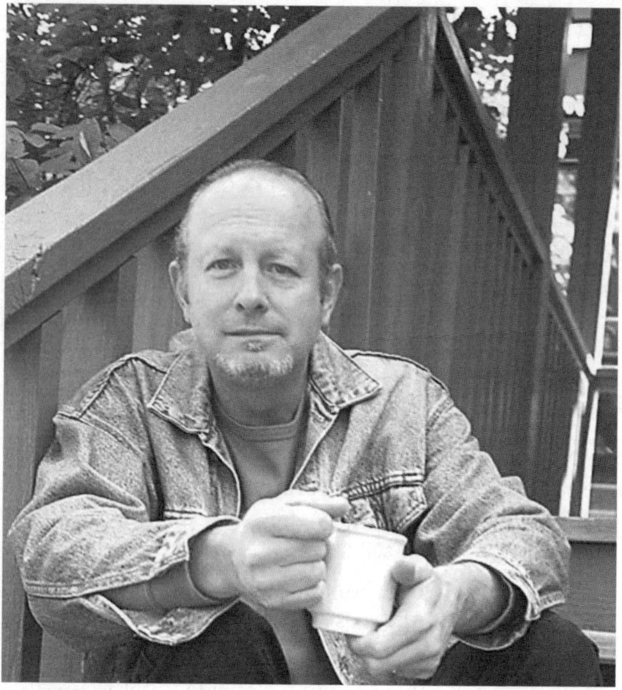

3. Joseph LeDoux (nascido em 1949) é um neurocientista americano e diretor do Centro de Ciência Neural da Universidade de Nova York. A pesquisa inovadora de LeDoux salientou o papel central exercido pelas amígdalas cerebelosas na experiência de ansiedade e de outras emoções. LeDoux também é vocalista e guitarrista da banda de rock *The Amygdaloids*, especializada em "canções sobre o amor e a vida temperadas com ideias tiradas de pesquisas sobre a mente e o cérebro e transtornos mentais"

soriais específicas do tálamo [outra área do lobo frontal], informações principais de regiões específicas do córtex [cerebral] e ainda informações (independentes dos sentidos) do hipocampo acerca da situação geral. Por meio dessas relações, a amígdala é capaz de processar a importância emocional tanto de estímulos individuais quanto de situações complexas. Em suma, a amígdala é responsável pela avaliação do significado emocional.

As conexões das amígdalas cerebelosas não terminam aqui. Através do hipotálamo, podem influenciar os processos básicos que compreendem o sistema nervoso autônomo (por exemplo, respiração, pressão sanguínea e temperatura corporal). Como vimos no Capítulo 1, mudanças que ocorrem no sistema nervoso autônomo quando você está ansioso podem levar a uma série de efeitos físicos, incluindo batimento cardíaco acelerado, pupilas dilatadas e respiração alterada.

As amígdalas cerebelosas são capazes de avaliar uma situação de potencial ameaça com grande rapidez – de fato, com tanta rapidez que podemos não perceber por que somos tomados por um medo súbito. LeDoux afirma que elas oferecem uma "via direta" (secundária) para respostas de medo, fornecendo uma reação "rápida" aos acontecimentos, concebida para salvar nossa vida primeiro e só depois fazer perguntas. Já a "via principal" envolve informações sensoriais que são processadas pelos lobos frontais (a parte do cérebro responsável por refletir sobre as situações) antes de chegarem às amígdalas cerebelosas. A via principal é mais precisa, porém mais lenta. Como você pode imaginar, ambas as vias têm suas vantagens e desvantagens.

Por mais importantes que as amígdalas cerebelosas pareçam ser, não devemos esquecer que a ansiedade – como qualquer outra emoção – é resultado de um processo extremamente complexo envolvendo várias regiões do cérebro. Como já mencionamos, essas regiões incluem os lobos frontais e o hipocampo;

também estão envolvidas a *ínsula*, uma parte do córtex cerebral que nos ajuda a perceber sensações internas, e várias substâncias neuroquímicas. Algumas das substâncias neuroquímicas mais importantes são:

- o hormônio liberador de corticotrofina (HLC), que é liberado quando as amígdalas cerebelosas detectam perigo e, por sua vez, iniciam a liberação de hormônios do estresse a fim de nos preparar para a ação diante da ameaça;
- o ácido gama-aminobutírico (GABA, na sigla em inglês), que nos acalma quando estamos ansiosos.

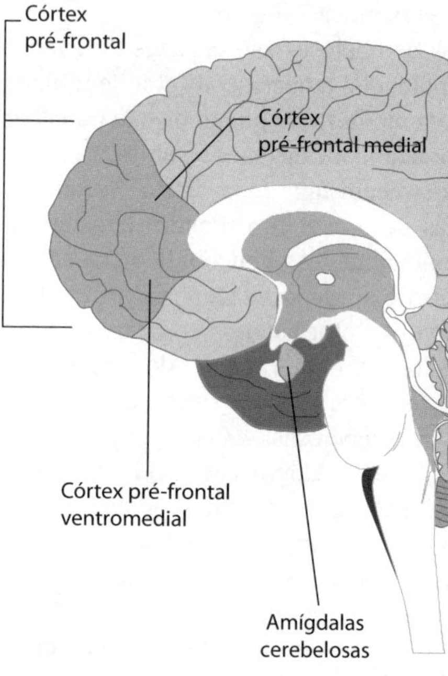

4. O cérebro, mostrando a localização das amígdalas cerebelosas

Considerando que a ansiedade é o resultado de um sistema, e não de um único elemento, o que acontece quando esse sistema não funciona adequadamente? LeDoux e outros neurocientistas especularam que as pessoas com transtorno de ansiedade podem apresentar:

- amígdalas cerebelosas hiperativas e/ou;
- lobos frontais hipoativos e/ou;
- um hipocampo que não é capaz de identificar exatamente, com base em experiências passadas, quais elementos em uma situação sinalizam perigo, o que significa que elas podem ficar ansiosas sem necessidade.

As amígdalas cerebelosas, como vimos, são uma espécie de unidade de resposta rápida, desencadeando reações de medo "por via das dúvidas", que são então avaliadas pelas áreas mais deliberativas do cérebro. Contudo, se os lobos frontais, por exemplo, não conseguem se fazer ouvir em meio ao ruído que emana das amígdalas cerebelosas, provavelmente sentiremos ansiedade desnecessária diante de alarmes falsos.

Há indícios de que a ansiedade persistente (devido aos efeitos dos hormônios do estresse) pode alterar o modo como o cérebro funciona, por exemplo, prejudicando a memória de curto prazo ou mesmo diminuindo o tamanho do hipocampo. Esses efeitos costumam ser reversíveis, mas com o passar do tempo podem tornar-se permanentes.

No próximo capítulo, examinaremos mais duas perspectivas sobre a ansiedade. Que papel as experiências da vida exercem em nos tornar vulneráveis à ansiedade? E quão importantes são os fatores genéticos?

Capítulo 3

Inata ou adquirida?

"O assassinato, assim como o talento, parece às vezes ser de família", ironizou o escritor vitoriano G. H. Lewes. Se estivesse falando sobre a ansiedade, Lewes poderia ter-se permitido um pouco mais de certeza. De fato, ao que parece, a ansiedade é de família. Por exemplo, uma pessoa propensa a ansiedade grave provavelmente tem um pai ou mãe – e mesmo um avô ou avó – com o mesmo problema.

Por quê? Nós herdamos a ansiedade através dos genes, ou a aprendemos com nossos parentes mais próximos? Os níveis de ansiedade estão gravados biologicamente em nossos circuitos neurais, ou são produto das experiências de vida (isto é, de nosso "meio")? Ao longo dos anos, ambas as explicações foram propostas pelos cientistas. Neste capítulo, analisaremos as evidências e tentaremos responder à pergunta de sempre: trata-se de algo inato ou adquirido?

A perspectiva genética

Todos estamos familiarizados com o termo "gene", e a maioria das pessoas sabe que os genes estão envolvidos na transmissão de características de pais para filhos. Mas, para além disso, podemos ficar um pouco confusos. Então, o que exatamente são os genes?

Cada célula em nosso corpo contém 23 pares de cromossomos, que são estruturas compostas de ácido desoxirribonucleico (DNA) e outras substâncias bioquímicas. Um de cada par é herdado da mãe e o outro do pai. Cada cromossomo, em cada célula, contém milhares de genes – essencialmente, moléculas de DNA estendidas – que contêm as regras biológicas que determinam o nosso desenvolvimento. Com a exceção dos gêmeos idênticos, a composição genética de cada indivíduo é diferente.

Como podemos saber se os genes são responsáveis pela ansiedade (ou por qualquer outra característica)? Um ponto de partida razoável é o histórico familiar. No entanto, embora essa estratégia possa salientar uma similaridade entre membros de uma mesma família, não nos ajuda a decidir se essa similaridade (ou *agregação familiar*) é resultado dos genes ou do meio. Afinal, as famílias costumam ter em comum uma boa parte de ambos.

Dito isso, certos tipos de família fornecem aos cientistas uma importante maneira de desfazer o nó gene/meio. Essas famílias são as que contêm gêmeos idênticos. Os gêmeos fraternos se desenvolvem a partir de óvulos separados (daí o termo técnico "dizigóticos") que foram fertilizados por espermatozoides diferentes. Como todos os irmãos, os gêmeos fraternos têm 50% de seus genes em comum. Os gêmeos idênticos (ou monozigóticos), por outro lado, resultam da fertilização, por um único espermatozoide, de um óvulo que posteriormente se divide em dois. Em consequência, sua composição genética é exatamente a mesma. Se um transtorno de ansiedade, por exemplo, tem mais probabilidade de ser partilhado por gêmeos idênticos do que por gêmeos fraternos, podemos ter quase certeza de que a diferença é resultado de fatores genéticos.

Quase certeza, mas não certeza absoluta, porque gêmeos idênticos podem ter mais experiências em comum do que gêmeos fraternos (embora, na verdade, pareça correta a hipótese de que o meio exerce influência similar em ambos os tipos de gêmeos). É aqui que entram os estudos sobre adoção. Imagine, por exemplo, que gêmeos idênticos foram separados no nascimento e destinados a famílias adotivas diferentes. (É claro que isso não é algo que ocorre todos os dias; mesmo assim, acontece e tem sido estudado por geneticistas comportamentais.)

Cada um dos gêmeos é criado com irmãos adotivos. Porém, apesar de partilharem do mesmo ambiente familiar durante a infância, quando avaliados na idade adulta, os gêmeos e seus irmãos adotivos têm níveis de ansiedade diferentes. Há, entretanto, uma correlação significativa entre os níveis dos irmãos gêmeos, apesar do fato de que eles nunca se encontraram, e entre os níveis dos gêmeos e os de seus pais biológicos. (Entre os níveis de ansiedade dos gêmeos e os de seus pais adotivos não há correlação.) Estudos desse tipo fornecem indícios persuasivos de influência genética, mas é difícil realizá-los, sobretudo porque gêmeos idênticos são relativamente raros.

No caso da ansiedade, as pesquisas indicam que os genes exercem um papel. Todos se sentem ansiosos de tempos em tempos; dificilmente seríamos humanos se não fosse assim. Contudo, a frequência, a intensidade e a duração de nossos episódios de ansiedade são parte de nossa personalidade. Os psicólogos chamam de "neuroticismo" essa predisposição à ansiedade, algo que todos temos em maior ou menor grau. Estima-se que a hereditariedade do neuroticismo é em torno de

40%. Os transtornos de ansiedade são, em parte, hereditários – em torno de 20% a 40%. As pesquisas mostram que alguns dos estilos de pensamento típicos de pessoas com problemas de ansiedade – por exemplo, a tendência a interpretar acontecimentos ambíguos como potencialmente perigosos ou uma hipersensibilidade às mudanças fisiológicas desencadeadas pela ansiedade – também são em parte hereditários.

É importante esclarecer o significado do termo "hereditariedade": *não* significa que 40% do nível de neuroticismo de uma pessoa é necessariamente resultado dos genes. O que significa é que em torno de 40% das *diferenças* nos níveis de neuroticismo *em toda a população* provavelmente têm origem genética. Portanto, a hereditariedade não nos diz nada a respeito de casos individuais; só é relevante para grandes amostras estatísticas. O restante das diferenças entre as pessoas são produto de fatores associados ao meio.

Nossos genes exercem claramente um papel importante em determinar nosso nível de ansiedade. Mas que genes estão envolvidos? A resposta concisa é que os cientistas ainda não sabem. Vários candidatos foram propostos: variações no gene glutamato descarboxilase 1 (GAD1), por exemplo, foram associadas a transtornos emocionais em geral, incluindo problemas de ansiedade. Isso é intrigante porque o GAD1 está envolvido na produção e na transmissão de ácido gama-aminobutírico (GABA), que, como vimos no Capítulo 2, ajuda a nos acalmar quando estamos ansiosos. Se o GAD1 não funciona corretamente, o GABA também não, levando a níveis exagerados de ansiedade.

As melhores pesquisas genéticas sobre a ansiedade tentam encontrar um gene que, como o GAD1, poderia levar a uma hipersensibilidade fisiológica ao perigo em potencial. No entanto, apesar de muitas pistas instigantes, nenhum gene isolado responsável pela ansiedade foi identificado de maneira convincente. Para que sejam significativos, os estudos genéticos demandam um grande número de pessoas sendo testadas, um grande volume de pesquisas e um financiamento vultoso. Não é de surpreender, portanto, que eles sejam raros. E as descobertas dos estudos genéticos são notoriamente difíceis de serem reproduzidas: com demasiada frequência, uma equipe de pesquisa identifica um gene plausível e os estudos subsequentes não conseguem associá-lo à ansiedade.

Além disso, parece improvável que uma experiência complexa e variada como a ansiedade seja produto de um ou mesmo de alguns poucos genes isolados. Muito mais provável é a teoria *poligênica*: que muitos genes diferentes, cada um deles fazendo uma contribuição relativamente pequena, estejam envolvidos na geração e na manutenção da ansiedade. E até agora as pesquisas indicam que esses genes só são responsáveis por uma tendência geral a um nível elevado de ansiedade, ou mesmo a uma agitação emocional difusa, e não a um transtorno de ansiedade específico.

Identificar vários genes envolvidos em uma interação complexa é, sem dúvida, uma tarefa difícil. Todavia, mesmo se os cientistas conseguirem, pode ser que a ansiedade não seja causada unicamente por esses genes. Durante a última década, os pesquisadores começaram a perceber que há uma interação complexa entre os genes e o meio. Então, por exemplo, embora uma pessoa possa ter uma predisposição genética a problemas de ansiedade, não há como afirmar que ela desenvolverá um transtorno. Isso só acontecerá se a vulnerabilidade genética for desencadeada por experiências de vida específicas. Da mesma maneira, outra pessoa pode vivenciar os mesmos acontecimentos, mas, sem a predisposição genética, não desenvolverá um transtorno de ansiedade. Como escreveram Avshalom Caspi e Terrie Moffitt:

> a abordagem da interação entre os genes e o meio supõe que os patógenos ambientais causam o transtorno e que os genes influenciam a suscetibilidade aos patógenos.

Examinemos agora os "patógenos ambientais" envolvidos nos problemas de ansiedade.

A perspectiva ambiental

Por mais importantes que sejam os genes para a experiência de ansiedade, o meio faz uma contribuição ainda mais significativa. Como vimos, as pesquisas indicam que os fatores genéticos determinam até 40% da hereditariedade da ansiedade – o que significa que o meio responde por 60% ou mais. Então, quais são os fatores de risco ambientais para os transtornos de ansiedade?

Sabemos relativamente pouco sobre como as experiências na idade adulta contribuem para problemas de ansiedade (embora esse tipo de estudo tenha sido realizado para depressão e estresse). Em vez disso, o foco incidiu em experiências da infância, e quatro em particular:

- traumas e outros acontecimentos perturbadores;
- estilo de criação dos pais;
- estilo de apego;
- aprendizado.

Porém, antes de examinar em mais detalhes esses quatro fatores, devemos assinalar que nenhum deles é causa determinante de transtornos de ansiedade. Por exemplo, muitas pessoas sobrevivem a uma infância traumática sem desenvolverem problemas de ansiedade, e muitas das que sofrem de um transtorno de ansiedade tiveram uma infância relativamente feliz. Como vimos com relação aos genes, o processo de causalidade é muito mais complexo do que um simples x = y. De fato, geralmente envolve uma interação complexa entre composição genética e experiências de vida.

Trauma e outros acontecimentos perturbadores

Inúmeras pesquisas mostraram que crianças expostas a experiências traumáticas ou desagradáveis, como *bullying* ou provocações, conflitos domésticos, abuso físico ou sexual, ou morte de um dos pais têm maior risco de desenvolver transtornos de ansiedade.

Por exemplo, Murray Stein e seus colegas pesquisaram 250 adultos canadenses, metade dos quais haviam sido diagnosticados com transtornos de ansiedade e metade (o grupo de controle) selecionados de forma aleatória entre a população de Winnipeg. Eles verificaram que 15,5% dos homens e 33,3% das mulheres com um transtorno de ansiedade haviam sofrido abuso físico quando crianças em comparação a 8,1% do grupo de controle. De maneira similar, o abuso sexual infantil era muito mais comum entre mulheres com transtornos de ansiedade (45,1%) do que entre mulheres do grupo de controle (15,4%).

Perguntar por que esses tipos de experiência resultam em problemas de ansiedade pode parecer redundante. Não é de surpreender que crianças que foram espancadas ou sofreram abuso sexual tornarem-se mais medrosas do que a média. Logo, assim como com todos os fatores genéticos ou ambientais que contribuem para a ansiedade, não há nada de inevitável nesse processo. Muitas crianças sofrem traumas aterradores e, ainda assim, não desenvolvem transtornos de ansiedade.

Para os casos que resultam em transtornos de ansiedade, os psicólogos tentaram identificar os padrões de pensamento e comportamento subjacentes. Afirmou-se, por exemplo, que as crianças que não recebem os cuidados de que necessitam formam opiniões sombrias a respeito de si mesmas e de outras pessoas. O mundo pode parecer um lugar perigoso, e elas talvez não tenham fé em sua capacidade de lidar com ele. Em uma perspectiva diferente, os neurobiólogos assinalaram que animais expostos a estresse prolongado sofrem mudanças permanentes no cérebro, o que os torna especialmente suscetíveis à ansiedade. Talvez essas primeiras experiências de vida provoquem uma mudança similar nas crianças.

Estilo de criação

Os problemas de ansiedade não são apenas o legado de pais abusivos ou negligentes. Pais que tentam controlar o comportamento dos filhos com demasiado rigor – possivelmente por um desejo de protegê-los – podem, sem querer, enviar a mensagem de que o mundo é um lugar perigoso. Eles também roubam da criança a chance de descobrir que, de modo geral, ela é capaz de lidar com os problemas que encontra. (Isso lembra as estratégias de esquiva ou *evitação* discutidas no capítulo anterior.)

Quando os psicólogos solicitam que adultos ansiosos e não ansiosos falem sobre sua infância, os ansiosos tendem a descrever os pais como superprotetores ou controladores. É claro que as memórias nem sempre são confiáveis. No entanto, existem alguns estudos observacionais com crianças que corroboram essas descobertas. Um estudo, por exemplo, pediu a crianças clinicamente ansiosas e não ansiosas que resolvessem uma série de enigmas difíceis. Os pais sabiam a solução, mas eram aconselhados a se envolver somente "se a criança realmente precisar". Logo ficou claro que os pais de crianças ansiosas tinham muito mais probabilidade de se intrometer do que os outros pais. Agora, se essa tendência a controlar o comportamento da criança se revela em um contexto relativamente inofensivo, como seria em situações em que o risco potencial é maior?

Embora este e outros estudos indiquem uma associação entre pais superprotetores ou controladores e a ansiedade da criança, eles não ajudam a explicar a questão da causalidade. Em vez de produzir ansiedade nas crianças, esse tipo de atitude por parte dos pais talvez seja uma resposta a ela. O tipo de pesquisa que poderia responder essa pergunta – avaliar pais e filhos durante anos, e não em um momento específico – é bastante raro. Contudo, os que existem apontam para uma interação entre o temperamento da criança e o estilo de criação do adulto.

Por exemplo, um estudo descobriu que era possível prever o nível de medo de uma criança pequena examinando a frequência com que esta, quando bebê, recebeu colo da mãe quando não precisava de ajuda. Porém, isso só era verdade com relação às crianças que quando bebês ficavam muito irritadas ao se depararem com pessoas ou situações novas. Daí que a superproteção dos pais pode ser uma reação ao nervosismo inato da criança, mas uma reação que exacerba esse nervosismo – o que, por sua vez, desencadeia comportamentos ainda mais protetores e controladores por parte do adulto.

Estilo de apego

Um ponto de vista alternativo sobre as relações entre pais e filhos e sua influência sobre a ansiedade é fornecido pelas pesquisas sobre *o estilo de apego*.

Os recém-nascidos tendem a não estar muito preocupados com quem está proporcionando-lhes o cuidado e a atenção de que necessitam. Como você talvez tenha notado, eles normalmente gostam de ser passados de um adulto a outro, mesmo que nunca os tenham conhecido.

Isso tudo muda entre os sete e os nove meses de idade. Aos poucos, o bebê desenvolve um apego – definido por Jerome Kagan como "uma relação emocional intensa que é específica a duas pessoas, que perdura por muito tempo e em que a separação prolongada do parceiro é acompanhada de estresse e tristeza" – a uma pessoa em particular. Em geral, essa pessoa é a mãe, porque é ela quem costuma cuidar da criança a maior parte do tempo, mas pode ser qualquer indivíduo que desempenhe esse papel. O bebê chora quando a mãe vai embora (isso é conhecido como *ansiedade de separação*) e se agarra a ela quando pessoas desconhecidas estão por perto (a chamada *ansiedade diante de estranhos*).

O influente psiquiatra infantil John Bowlby (1907-1990) afirmou que o desejo de apego é inato: somos geneticamente programados para formar esses vínculos porque eles representam nossas melhores chances de sobrevivência. Nos meses subsequentes, o bebê pode vir a se apegar a muitas outras pessoas em sua vida, mas o vínculo com o principal provedor de cuidados – seja a mãe, o pai ou qualquer outra pessoa – tende a continuar sendo o mais significativo. Bowlby acreditava que nada é tão importante para o futuro bem--estar de um indivíduo quanto essas primeiras relações.

É possível ter uma ideia um tanto confiável do estilo de apego de uma criança usando a técnica da "Situação Estranha" concebida por Mary Ainsworth (1913-1999) nos anos 1960.

A Situação Estranha começa com o pesquisador recebendo o bebê – normalmente por volta de um ano de idade – e a mãe na sala onde o experimento será realizado. O pesquisador sai, e o bebê fica livre para explorar os brinquedos chamativos espalhados pela sala. Alguns minutos depois, um estranho entra. No início, o estranho fica em silêncio, mas depois de um ou dois minutos começa a conversar com a mãe; depois, cumprimenta a criança. A mãe sai; três minutos depois, ela volta e o estranho sai. A mãe deixa o bebê sozinho por alguns minutos antes de o estranho reaparecer. Então a mãe retorna, o estranho sai, e o experimento termina.

O que é crucial é a reação do bebê à ausência e ao retorno da mãe. Crianças com apego *seguro* ficam felizes em explorar a sala enquanto a mãe está presente, mas ficam um pouco incomodadas quando ela sai e alegres quando ela volta. Crianças com um apego de estilo *ansioso-resistente* grudam na mãe, não importa o quão chamativos sejam os brinquedos espalhados pela sala, e ficam perturbadas quando ela sai. Embora a criança ansiosa-resistente corra para a mãe quando ela volta, ela empurra a mãe, ou mesmo bate nela. A criança *ansiosa-evitativa*, por outro lado, tende a ignorar a mãe quando ela está por perto e a não se preocupar muito quando ela sai. Quando a mãe reaparece, recebe o mesmo tratamento indiferente de antes.

Em um estudo notável, os psicólogos entrevistaram 172 jovens de dezessete anos, todos os quais haviam passado pela avaliação da Situação Estranha aos doze meses de idade. Eles descobriram que os bebês que haviam manifestado um estilo de apego ansioso-resistente apresentaram uma tendência maior a desenvolver transtornos de ansiedade.

Por que isso acontece? Em geral, o comportamento ansioso-resistente reflete as tentativas da criança de lidar com uma criação marcada por atitudes inconsistentes e imprevisíveis por parte dos pais, em que o tipo de recepção que elas têm depende totalmente do humor da mãe ou do pai no momento. Possivelmente esse estilo de criação incute uma sensação de insegurança na criança, fazendo-a temer que ninguém virá em seu socorro se ela tiver algum problema. Em consequência disso, a criança está sempre em alerta para o perigo. Talvez também exista uma sensação de que o comportamento da mãe ou do pai é reflexo da insignificância da criança e, por implicação, de sua incapacidade de lidar com desafios e perigos.

Você talvez tenha notado que as crianças ansiosas-evitativas nesse estudo não apresentaram maior risco de desenvolver transtornos de ansiedade posteriormente. Esse tipo de apego costuma ser produzido por pais que ignoram a criança com frequência. Talvez essas crianças aprendam a controlar a ansiedade que esse tipo de criação pode desencadear desenvolvendo uma independência protetora. Ao contrário das crianças ansiosas-resistentes, que às vezes podem encontrar carinho e proteção nos pais, as crianças ansiosas-evitativas percebem que não têm outra escolha senão cuidar de si mesmas.

Aprendizado

Como vimos no Capítulo 2, muitos dos nossos medos são aprendidos. E aprendidos não só com o que acontece conosco, mas também com as pessoas à nossa volta – seja com base no que elas nos contam explicitamente ou no modo como se comportam. Para a maioria das pessoas, ninguém é mais influente do que os pais (embora, sem dúvida, também possam aprender com outros adultos importantes e com seus pares).

A capacidade instintiva de uma criança para aprender com os pais foi demonstrada em um experimento realizado pelos psicólogos Friederike Gerull e Ronald Rapee. Eles mostraram a trinta crianças pequenas uma cobra de borracha verde e, em seguida, uma aranha de borracha roxa e estudaram suas reações. Enquanto os brinquedos eram mostrados, as mães das crianças foram orientadas a reagir de modo feliz e encorajador ou de modo assustado e repulsivo.

Mais tarde, a cobra e a aranha foram mostradas mais algumas vezes às crianças, mas nessas ocasiões a reação das mães foi absolutamente neutra. Gerull e Rapee observaram que era possível prever como uma criança reagiria ao brinquedo quando o visse novamente, porque ela imitava a reação inicial da mãe. Se a mãe havia fingido medo, a criança ficava assustada.

Por outro lado, se a mãe havia se mostrado calma e feliz, a criança reagia da mesma maneira. Esta pode ser uma lição útil para pais preocupados. Embora os filhos possam copiar nosso comportamento negativo, eles também podem aprender mensagens mais positivas. Podemos ajudá-los a superar a ansiedade mantendo uma atitude otimista e tranquila com relação aos problemas da vida em geral e às situações que elas consideram assustadoras em particular.

Capítulo 4

Michael Palin e Graham Taylor: ansiedade cotidiana e como lidar com ela

Nos primeiros três capítulos deste livro, definimos a ansiedade cotidiana e apresentamos as principais teorias que foram desenvolvidas para explicá-la. Nos Capítulos 5 a 11, examinaremos em detalhe os principais transtornos de ansiedade e os métodos usados para tratá-los. Contudo, antes de deixarmos para trás nossa discussão sobre a ansiedade cotidiana, apresentaremos dois relatos da vida real, entrevistas conduzidas especificamente para este livro. Este é o tipo de coisa que você não encontrará nos manuais!

Para dar vida à discussão, queríamos ouvir pessoas que precisam lidar com a ansiedade quase diariamente em sua vida profissional. Escolhemos duas pessoas que, desde a infância, são muito importantes para nós. Há muito somos fãs do trabalho de Michael Palin, desde a época de Monty Python e *Ripping Yarns* até os dias de hoje. Ficamos fascinados ao saber como ele lidou com o nervosismo que, imaginamos, deve ser inevitável para atores e apresentadores. Graham Taylor foi treinador do nosso time de futebol preferido, Watford FC, com um sucesso sem precedentes – e não menos carisma. Acreditamos que ele seria ideal para explicar como lidar com a ansiedade em um grupo de pessoas.

Com sua amabilidade característica, Michael e Graham dedicaram seu tempo a gravar entrevistas conosco. Pode parecer arriscado conhecer pessoas que você sempre admirou: as ilusões de fã podem cair por terra. Porém, nossos encontros com Michael Palin e Graham Taylor foram tão agradáveis e instrutivos quanto poderíamos ter desejado.

Ansiedade ao se apresentar em público

Michael Palin é ator, escritor, diretor e apresentador de televisão. Nascido em 1943, ele se tornou famoso no mundo inteiro como membro do grupo Monty Python no fim dos anos 1960. Além de seu trabalho com o Monty Python, Palin participou de uma série de longas-metragens e comédias para a televisão,

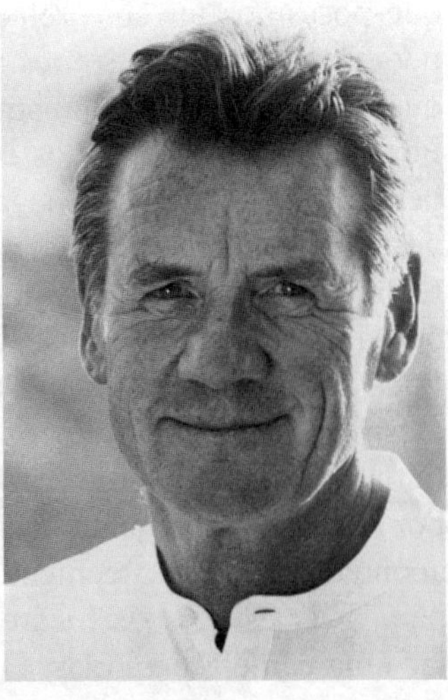

5. Michael Palin

muitas das quais escreveu e dirigiu. Também apresentou vários dos tão apreciados documentários de viagem e, nos últimos anos, publicou dois volumes de diários que se tornaram best-sellers.

Como você verá na entrevista a seguir, Palin não é propenso à ansiedade excessiva em sua vida profissional. Mas tampouco está totalmente livre dela. Em parte, a ansiedade parece ser inerente ao território da performance: como Palin observa, ele raras vezes conheceu um ator que fosse imune ao nervosismo. No entanto, também pode ficar ansioso diante da ideia de como outras pessoas estão percebendo-o, em particular quando ele discorda do modo como acredita que está sendo visto ("tesouro nacional"), ou sente que pode ser alvo de críticas (desencadeadas, por exemplo, pela gravação de uma cena ou passagem que sai errado).

Nesses casos, ele vivencia o que os psicólogos chamam de "foco em si mesmo", e isso muitas vezes pode contribuir para aumentar a ansiedade. Quando voltamos nossa atenção para dentro, qualquer preocupação que possamos ter com relação ao nosso desempenho pode se multiplicar. Somos atormentados por imagens que suspeitamos estar transmitindo para outras pessoas. Por estarmos preocupados em controlar nosso desempenho, os pensamentos negativos e as sensações apavorantes de ansiedade, não percebemos as coisas como realmente são. Se olhássemos para fora, provavelmente descobriríamos que nossa ansiedade é injustificada. Pode surgir um ciclo vicioso, em que o foco em nós mesmos acaba causando os problemas que tememos (emudecer na frente da câmera, por exemplo), o que, por sua vez, só aumenta nossa ansiedade. Quando isso acontece, uma das técnicas que os psicólogos usam para fazer as pessoas focarem em si mesmas é apontar uma câmera para elas. Quase todos nessa situação começam a se perguntar como estão sendo percebidos por outras pessoas. A melhor forma de combater o foco em si mesmo, como Palin descobriu, é se concentrar na tarefa que se tem em mãos.

As estratégias de Palin para lidar com a ansiedade são astutas do ponto de vista psicológico. Em vez de se preocupar com sua ansiedade, ele entende que o que está sentindo é normal e até necessário (os terapeutas chamam isso de "normalização"). Ele eleva sua autoestima, por exemplo, lembrando a si mesmo que é capaz de fazer o que quer que o esteja preocupando. As imagens e os pensamentos positivos assim evocados (memórias de uma boa atuação, por exemplo) dissipam e reprimem qualquer pensamento negativo. Ele faz caminhada e corrida (exercício físico é uma maneira comprovada de reduzir a ansiedade). E descobriu, acertadamente, que o álcool só reduz a ansiedade a curto prazo e não é bom a longo prazo.

Além disso, Palin é decididamente otimista, curioso e determinado: "Penso que tudo é importante. Acho que isso cria ansiedade, mas, ao mesmo tempo, me ajuda a lidar com ela, porque me faz perceber que estou ansioso porque estou fazendo algo que é importante à sua própria maneira". Essa atitude ajuda-o a encarar tarefas que, do contrário, ele seria tentado a evitar – "como atravessar pontes engatinhando" – e, assim, evita que sua ansiedade crie raízes (para ler mais sobre os problemas causados quando evitamos o que tememos, ver p. 39-41). Também o ajuda a escapar do foco em si mesmo e a se concentrar no que realmente importa: a tarefa que ele tem em mãos.

> O nervosismo com a atuação não parecia ser algo que me preocupasse quando eu era jovem. A primeira vez que atuei diante do público por

um período mais longo foi em meu ano sabático e eu estava em Sheffield – as pessoas não iam muito longe no ano sabático; eu só viajei pouco mais de seis quilômetros – e entrei para um dos grupos de teatro amador em Sheffield e consegui lidar com aquilo. Eram peças longas, uma porção de falas para aprender. E não me lembro de ficar particularmente nervoso. Não me lembro de ficar particularmente nervoso quando fizemos o teatro de revista em Edimburgo em 1964, que fez com que eu decidisse ser ator. Eu pensei: "Eu realmente gosto disso; é algo que eu posso fazer". Mesmo quando estávamos fazendo Monty Python, não parecia importar nem um pouco. Aconteceu um pouco depois de o Monty Python fazer sucesso. Eu me tornei um pouco mais consciente do processo.

Acredito que, por muito tempo, você é você mesmo, ou quem você acha que é. Depois você se torna algo que é de outra pessoa, é a visão que elas têm de você. Então, eu estava num programa porque sou uma celebridade, e pensava: "Eu não sou uma celebridade – eu sou eu".

Às vezes, conseguir lidar muito bem com isso. É só atuar. Porém, outras vezes isso me atingia, e eu pensava: "Não estou conseguindo ser eu mesmo". Penso que esta é a chave para grande parte da minha ansiedade. E o trabalho que eu faço é, na verdade, tentar me lembrar de quem eu sou e do que posso fazer em vez de me tornar uma espécie de produto do que as pessoas querem que eu seja. As pessoas dizem: "Você é um grande astro; você é um tesouro nacional; você fez todas essas coisas brilhantes". Isso só me deixa constrangido. Não é o modo como eu me vejo.

Por outro lado, acho que certo nível de ansiedade é muito, muito importante. Raras vezes conheci alguém que vai para o palco sem ficar ansioso. Eu não sinto ansiedade do tipo "sou uma completa fraude e algum dia vou ser pego"; na verdade, sinto o oposto – que posso fazer coisas muito boas e o que me impede de fazer as coisas do jeito que eu quero é o fato de eu ficar um pouco ansioso. E estou ciente de que preciso de um pouco de ansiedade porque o que eu faço não é algo muito comum – ir diante das pessoas, ser o centro das atenções, de certo modo.

O mais importante é que eu me lembro de experiências passadas e sei que, no fim das contas, é só um espetáculo. Eu digo que é como um teatro de revista em Edimburgo. Basicamente, estou seguindo em frente, tenho algumas falas para aprender, alguns colegas atores, só tenho que fazer minha parte. Então, na verdade, você esquece. Você pode especular sobre o número de pessoas que assistem, mas quando está lá fazendo você sabe que é exatamente como atuar em uma peça da faculdade ou algo do tipo. E aquilo eu fiz perfeitamente bem antes e sei que posso fazer. Então, agora, eu posso lidar com qualquer situação pensando em outra situação em que foi pior e, ainda assim, consegui me sair bem. Tenho sorte, porque em geral sou otimista com relação ao mundo. Não houve muitas ocasiões em que tive um ataque de nervos e falei: "Eu não posso fazer isso. Quero mudar de trabalho". Sempre gostei muito do meu trabalho – qualquer que seja!

É preciso confrontar essas situações. Se você as evita, não é bom, porque elas sempre estarão um pouco na sua memória, dizendo: "Eu não pude fazer aquilo; eu nunca fui capaz de fazer aquilo". Então, mesmo que tenha tentado e não tenha conseguido, pelo menos você fez e não foi tão ruim; de fato, ninguém riu e está no filme e é uma das melhores cenas.

Nos programas do Monty Python, nós costumávamos beber alguma coisa antes de fazer as gravações – para relaxar um pouco. Lembro que íamos ao bar da BBC e tomávamos Ringnes lager – tomávamos algumas doses e eu me sentia perfeitamente bem. De algum modo, a cerveja meio que lidava com a adrenalina. Quando estávamos fazendo filmes como *A vida de Brian*, em parte porque estávamos na Tunísia e não havia muita bebida por perto, passou a ser aceitável não beber se você estava prestes a gravar uma cena, e ninguém bebia. Desde então, eu sempre evitei beber antes de atuar. Agora, eu nunca uso álcool para me livrar da ansiedade, porque não acredito que funciona no fim das contas.

Meu nível de ansiedade parece aumentar quanto mais eu sou avaliado. Quando estamos viajando para os documentários e estou conhecendo pessoas pelo caminho – as pessoas pensam que é incrivelmente difícil. Eu não me importo com isso: é legal. É quando você de repente tem: "Certo, você precisa gravar uma passagem". Se fizer algo errado, eles dizem: "Tente de novo, acho que você foi meio rápido naquela parte". E então a ansiedade começa a aumentar.

Aconteceu algo memorável quando precisei gravar uma passagem – acho que foi para a série do Saara – e tínhamos ido ao topo da montanha em Gibraltar e dava para ver a África do outro lado. Foi bem no começo da série, e eu tinha escrito uma nota sobre as relações entre a África e a Espanha. E então o diretor falou: "Bom, não é exatamente o que queremos, você poderia só...". E eu pensei: "Ah, Deus...". Bem, eu simplesmente não conseguia fazer do jeito que eles queriam. Quando finalmente fiz, eles falaram: "Podemos fazer de novo? Porque uma pomba passou na frente da câmera e não conseguimos cortar". Então eu desabei e fiquei muito irritado comigo mesmo.

Mas não acho que tenha havido muitas situações em que eu falei: "Não, não posso fazer isso". Eu simplesmente fazia e me sentia um pouco assustado – como atravessar pontes engatinhando. Mas pelo menos você fez, e quase sempre descobre que alguém perto de você também está assustado, o que é algo muito importante em toda essa questão de ansiedade, porque, se você vê alguém mais com ansiedade, isso não só faz você sentir que não está sozinho, como em alguns casos pode fazer você se sentir um pouco melhor; você não está tão ansioso quanto os outros e, por isso, pode ajudá-los.

Apesar de tudo isso, a ansiedade nunca desaparece. Você não encontra de repente um planalto ensolarado onde jamais fica ansioso por motivo algum – a ansiedade só assume formas e estilos diferentes. Se estou prestes a fazer uma atuação, se estou prestes a trabalhar o dia todo em um documentário ou algo do tipo, eu não consigo dormir bem na noite anterior. Hoje eu aceito esse fato. Costumava ser um momento em que eu sentia: "Deus, se eu não dormir, não vou conseguir fazer isso; vou estar diante das câmeras e vai ser terrível". E é terrível porque isso é totalmente autodestrutivo.

Agora ainda não durmo tão bem, mas aceito que o que estou fazendo é parte do processo. Estou refletindo; estou me preparando para o dia seguinte. Então, embora possa estar tecnicamente cansado, você na verdade está muito mais bem-preparado. Meu ponto é que você nem sempre se livra de toda a ansiedade; há sempre alguma outra coisa preocupando-o.

As pessoas veem pessoas como eu e dizem: "Você tem o melhor trabalho do mundo, está livre de preocupações; todos gostaríamos de ser como você e ser capazes de ir lá e fazer um discurso e tudo isso". Eu não faço nada disso sem que, em algum momento, eu me sinta ansioso quanto a dar o meu melhor e quanto à minha responsabilidade para com os demais. Quando jovem, eu era muito tímido. Não era o primeiro da turma a levantar a mão, sentava no fundo e observava os outros. Gosto de ser observador em vez de ser observado – o que não é bom para um apresentador de televisão!

Acho que tudo é importante. Para mim, um dia comum é importante. As pessoas dizem: "Ah, isso é uma coisa tão pequena, você faz uma porção de coisas". Mas você precisa fazer direito e fazer como deve ser feito; do contrário, para quê? Acho que isso cria ansiedade, mas, ao mesmo tempo, me ajuda a lidar com ela, porque me faz perceber que estou ansioso porque estou fazendo algo que é importante à sua própria maneira.

Ansiedade ao gerenciar uma equipe

Graham Taylor é um dos técnicos de maior sucesso no futebol inglês atual. Nascido em 1944, sua carreira como jogador foi encurtada por causa de uma lesão. Ele se tornou o mais novo técnico a se formar pela Football Association e treinou o Lincoln City, o Watford e o Aston Villa com sucesso espetacular, o que levou à sua nomeação como técnico da Inglaterra em 1990. Taylor é um inovador. Segundo o historiador de táticas de futebol Jonathan Wilson, foi Taylor quem introduziu no futebol inglês a tática de exercer pressão sobre o adversário. Também foi pioneiro no conceito de "clube da família", alcançando grupos que até então não se sentiam bem-vindos nas partidas de futebol e criando vínculos sólidos entre o clube e as organizações da comunidade. Quando deixou de ser técnico da Inglaterra em 1993, Taylor voltou para o clube, mais uma vez levando o Watford do obscurantismo da liga inferior à primeira divisão. Hoje, ele é presidente do Watford FC.

Taylor se destacou por motivar os jogadores, muitas vezes transformando futebolistas aparentemente comuns em celebridades. O comentário de um ex-jogador do Watford é típico: "Eu teria atravessado uma parede de tijolos por ele enquanto estive no clube e acho que os torcedores sentiam exatamente a mesma coisa". (Sem dúvida, nós podemos atestar a veracidade da última declaração.) A lendária habilidade de Taylor para motivar as pessoas apoiava-se em uma grande sensibilidade aos pensamentos, sentimentos e comportamentos de seus jogadores. Em sua entrevista conosco, ele aborda um elemento dessa noção psicológica: as estratégias que desenvolveu para combater a ansiedade no time.

Então, por exemplo, vemos como Taylor era excelente em transmitir aos jogadores uma sensação de propósito e confiança, garantindo – por meio de prática, rotina e instrução – que eles entendessem o que

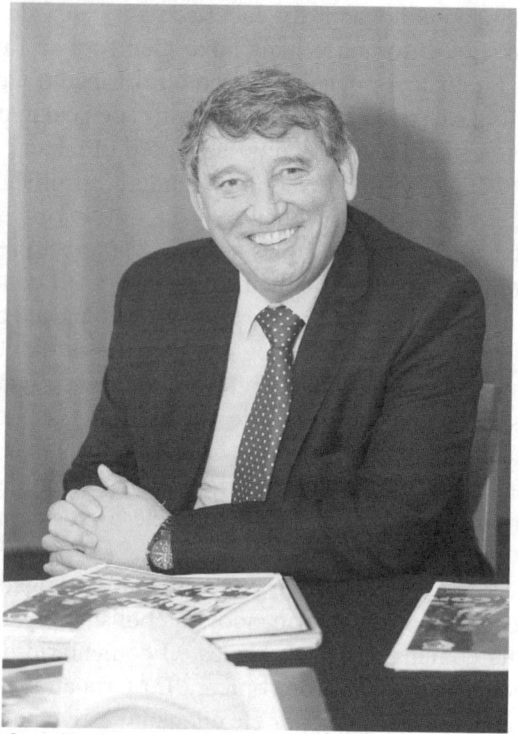

6. Graham Taylor

estava sendo solicitado e, algo talvez pouco usual, por que estava sendo solicitado. Ao fazer isso, ele ensinou o time a se concentrar na tarefa que tinha em mãos, que é a maneira perfeita de evitar que a ansiedade tome conta. Taylor dedicou-se muitíssimo a conhecer os jogadores e suas famílias, o que o ajudou a se antecipar aos problemas que poderiam surgir. E, como explica na entrevista, desenvolveu a rotina ideal para aumentar a confiança dos jogadores logo antes de eles entrarem em campo.

Muitos experimentos demonstraram que a música pode ter um importante efeito sobre o estado de ânimo, e o sucesso do time de Watford em 1999 é um exemplo fascinante da vida real. As músicas que Taylor colocava para tocar no vestiário antes dos jogos enchiam os jogadores de sentimentos positivos. Elas também fortaleciam o espírito de equipe que, sem dúvida, ajudou a produzir tantas vitórias em um momento tão crucial.

Como vimos no Capítulo 2, a ansiedade pode ser aprendida com outras pessoas; Taylor, cheio de confiança e otimismo, fez de tudo para que seus jogadores não a aprendessem com ele. Taylor sabia que o nervosismo em um dia de jogo é normal. Então, ele não reagia de modo exacerbado: simplesmente mantinha a rotina. E a sua experiência como jogador ensinou-lhe que as pessoas respondem de maneira muito mais positiva a um elogio do que a uma crítica. Ao trabalhar com as debilidades técnicas dos jogadores, ele sempre enfatizava seus pontos fortes.

Também descobrimos como Taylor lidava com seu próprio nervosismo no dia do jogo: por meio de preparação meticulosa, exercício físico e – talvez acima de tudo – centrando-se não em suas próprias emoções, mas nas emoções dos jogadores. E descobrimos como foi quando, depois de anos de sucesso no clube, Taylor passou para o mundo bem diferente do futebol internacional. Ao contrário das rédeas curtas em que ele mantinha os jogadores dos clubes, Taylor foi capaz de exercer muito menos controle sobre o time da Inglaterra, uma situação que trouxe ainda mais ansiedade àquele que já era um cargo submetido a uma forte pressão.

Taylor começa sua entrevista lembrando a investida final para que o Watford fosse promovido à Premier League em 1999: uma sequência de onze jogos em que o time conquistou nove vitórias.

Tínhamos duas músicas – "Everything I Do, I Do It for You", do Bryan Adams, e "Search for the Hero", do M People – e costumávamos colocar as duas para tocar antes dos jogos na reta final. Nosso psicólogo, Ciaran, era muito, muito bom. Não tenho dúvida quanto a isto: ele teve um papel decisivo em nossa promoção. Ele trouxe a música do Bryan Adams ao treinamento e disse: "O que vamos fazer é reuni-los depois do treino, pedir que abracem uns aos outros e deixar que escutem esta música". Então formamos um círculo, abraçados uns aos outros. Eu perguntei: "Por que vocês estão aqui? Por que estão fazendo tudo isso?". Ficou muito emotivo – tudo o que eu faço, faço por você. Aquelas foram duas músicas que exerceram um importante papel emotivo na preparação dos nossos jogadores. Eles acreditaram nelas.

Na final da Copa da Inglaterra de 1984, sem dúvida estávamos nervosos, porque éramos muito jovens. Antes do jogo, dava para perceber isso pela reação de dois jogadores em particular. Um deles com certeza, o modo como estava se preparando, ele sentou no chão com as pernas cruzadas. Eu nunca tinha visto isso antes. Nós tínhamos uma rotina de aquecimento para o vestiário e ele simplesmente ficou de fora. Porém, olhando para trás, vejo que cometi um erro, porque anunciei a escalação do time depois que derrotamos o Arsenal. Fiz isso porque eles tinham sido os quatro defensores na semifinal contra Plymouth e achei que precisavam saber. Mas eles eram jovens demais e eu deveria tê-los mantido em suspense.

Eu esperava que os jogadores lidassem com seu nervosismo da mesma forma que eu lidava com o meu. Eu tinha um ditado com eles: família em primeiro, futebol em segundo. Exceto em dia de jogo. O futebol domina a todos nós no sábado. Então, o que vamos fazer é comparecer às quinze para as dez no sábado de manhã. Nós íamos para o Vicarage Road [o estádio do Watford FC], não para o campo de treinamento, e saíamos às dez da manhã; e naquela meia hora – era só meia hora – eu assumia, e era uma conversa motivacional. Nós fazíamos algumas corridas de velocidade e o tempo todo eu estava falando com eles sobre o adversário e um pouco sobre o que faríamos. Eles entram e tomam banho e então vão para o hotel em seus carros para a refeição antes do jogo; eu como em casa. E agora estou tomando banho, estou relaxado, sei que fiz tudo. Eu terminei; agora é com vocês, os jogadores.

Minha próxima chance agora é das quinze para as três às três da tarde. Nesses quinze minutos, eu preciso ser muito cuidadoso para não falar demais, porque já falei. Na hora do vamos ver, eu fico de pé no banco e agora sou mais alto do que todos eles. Quando eles saíam para o jogo, eu sabia quais jogadores precisavam que eu fizesse ou dissesse alguma coisa enquanto eles passavam. Como treinador, eu estava acima deles – não se preocupe, está tudo bem, vai dar tudo certo, vamos lá...

O que espero dar a eles é toda a confiança que sinto em mim. Mas consegui isso graças à corrida, graças à adrenalina que o exercício físico proporciona. Eu me preparei mentalmente e fisicamente, sem que eles soubessem.

Antes da partida, você vê os jogadores indo ao banheiro com frequência. Mas aquilo nunca me preocupou. Eu simplesmente via aquilo como uma questão de natureza humana. Vi um ou outro entrando para vomitar. Esse tipo de coisa nunca me preocupou.

Lembro-me de quando era jogador no Grimsby Town e o treinador nos deixava petrificados. Na manhã de um jogo, eu não queria sair da cama. Eu ficava assustado e costumava dizer a mim mesmo que, se algum dia eu fosse técnico, não importa o que acontecesse, meus jogadores não se sentiriam assim.

Conhecer os jogadores como pessoas, conhecer a família deles era muito importante. Watford ficou conhecido como o clube da família, mas as pessoas nem sempre sabiam exatamente o que isso significava. Quando eu contratava um jogador, se possível, eu queria que a esposa ou namorada – isso foi antes dos agentes – estivesse lá e, se ele tinha família, que trouxesse a família. A questão, é claro, é que você está assinando um contrato com a família inteira. Em um determinado momento, nós obviamente tínhamos os aniversários de todos os nossos jogadores, mas tentamos ter também os aniversários de casamento, e, como todo bom treinador, você manda umas flores, por conta do clube, é claro! Você está tentando garantir que não surjam problemas. Conhecendo as esposas e tentando fazer com que participem, fica mais fácil acalmar os jogadores, porque, quando você conhece as esposas nos eventos do clube, elas às vezes contam coisas sobre os maridos que ajudam a entendê-los melhor.

Na época em que assumi a seleção da Inglaterra, em 1990, eu era treinador há dezoito anos. Quando eu pisava em Wembley, com a arrogância que imagino que havia em mim no que se refere ao que eu tinha alcançado, não havia medo algum. Ali era onde eu deveria estar. Foi para isso que trabalhei tanto. Estou saindo e nós vamos ganhar. Eu tendia a ficar mais nervoso nos jogos da Inglaterra do que nos jogos do clube, porque eu não tinha controle. Eu sentia isso no estômago, a sensação na boca do estômago de que eu na verdade não estava no controle da situação, enquanto, no clube, eu me sentia no controle e precisava estar no controle. Você precisa experimentar um torneio antes de saber o que é preparar um time para um campeonato internacional. Você só tem dez jogos por temporada, quando normalmente tem cinquenta. Eles não são seus jogadores, são jogadores de outro. Eles não são sua equipe, são a equipe de outro. Na época, você não tinha contato diário com nenhum deles. O telefone celular estava começando a surgir; alguns não tinham celular; como manter contato com eles?

Há um pequeno grupo de treinadores que não gosta de você, porque você foi adversário deles. Então, alguns não querem que você tenha sucesso. Eu cresci em Scunthorpe, e Scunthorpe estava do meu lado, e meu segundo time foi a Inglaterra. Se a Inglaterra jogava, tudo parava, e eu levei isso para a minha seleção – que ingenuidade... Todos os treinadores da Inglaterra haviam tido sucesso nos clubes, então você espera que isso continue. Eu achei muito difícil. O que achei difícil foi não ter todo o controle da situação. E, como treinador da Inglaterra, você não consegue ter.

Eu nunca acreditei em dizer a um jogador quais eram seus pontos fracos. Eu acreditava em treinar e praticar os pontos fortes, e é incrível como os pontos fracos melhoravam. Se você vai e diz "Olha, seu pé esquerdo é ruim", o que vai conseguir com isso? Agora, você pode trabalhar nisso, você pode sair e dizer: "Vamos fazer algumas coisas básicas, queremos que você jogue com os dois pés, você vai ser um jogador melhor, mas seu pé direito é excelente, seu pé direito é magnífico. Se conseguir fazer com que seu pé esquerdo seja cinquenta por cento disso, você vai ser um jogador fantástico". Agora, de repente, seu pé esquerdo pode ser cinquenta por cento mais fraco que o direito porque seu treinador acabou de dizer que seu pé direito é magnífico e tudo o que ele quer que você faça é que seu pé esquerdo seja a metade disso e você será fantástico.

Capítulo 5

Fobias

Matthew é um garoto de nove anos que tem tanto medo de jornais que não suporta olhar para eles nem de longe. Sheila tem 28 anos e é mãe de três filhos; ela morre de medo de relâmpago e trovão, fazendo todo o possível para evitar estar sozinha durante uma tempestade. Robin tem medo de voar, o que significa que ele faz viagens de trem que duram dias para evitar o sofrimento de algumas poucas horas dentro de um avião.

Os nomes são fictícios, mas em todos os outros aspectos esses estudos de caso são baseados em fatos reais. Os medos e as fobias são infinitamente variados e extremamente comuns. Pense em uma situação ou um objeto, e alguém em algum lugar provavelmente tem medo dele (você pode encontrar um catálogo abrangente – e um tanto intrigante – em phobialist.com).

É bastante comum escutar pessoas discutindo suas "fobias" – que normalmente se referem a um desagrado ou medo moderado. Contudo, ter medo não é o mesmo que ter uma fobia. Por isso, comecemos determinando o significado técnico e preciso do termo "fobia", conforme definida pelo *Manual diagnóstico e estatístico de transtornos mentais* da Associação Americana de Psiquiatria.

Estes são os principais sintomas que um profissional de saúde mental tentará identificar para decidir se um medo é intenso o suficiente para ser considerado uma fobia:

- Medo acentuado e persistente que é excessivo ou irracional, sinalizado pela presença ou expectativa de uma situação ou de um objeto específico.
- A exposição ao estímulo fóbico quase invariavelmente provoca ansiedade como resposta imediata.
- A pessoa reconhece que o medo é excessivo ou irracional.
- A evitação, a expectativa ansiosa ou o sofrimento na situação temida interferem de maneira significativa na rotina normal da pessoa, em seu funcionamento ocupacional (ou acadêmico) ou ainda em seus relacionamentos ou atividades sociais; ou há intenso sofrimento em decorrência da fobia.

Há, literalmente, centenas de fobias diferentes. No entanto, os especialistas identificaram cinco grandes categorias:

- **Fobia de animais.** Entre as fobias de animais, as mais comuns são de insetos, cobras, ratos e cachorros.
- **Fobia de ambientes naturais.** Estas incluem medo de altura, tempestades e água.
- **Fobias situacionais.** Estas incluem medo de voar, dirigir, lugares fechados, transporte público, túneis, pontes e elevadores.
- **Fobias de sangue, injeção e ferimento.** Estas incluem medo de ver sangue ou um ferimento, ou de

tomar uma injeção ou ser submetido a um procedimento médico similar.

- **Outros tipos.** Todas as demais. "Outras" fobias comuns são o medo de se asfixiar ou de contrair uma doença (em oposição a hipocondria, o medo de realmente estar doente).

A maioria das várias centenas de fobias registradas pelos médicos afeta um número minúsculo de pessoas. (Com que frequência você conheceu alguém que tem medo de dentes ou de se sentar?) Um número muito limitado de situações ou objetos é responsável pela maior parte das fobias. Estes são em ordem descendente:

- animais
- altura
- sangue
- lugares fechados
- água
- voar

Quando uma pessoa com certa fobia se depara (ou mesmo tem expectativa de se deparar) com a situação que teme, ela costuma experimentar uma sensação de pânico. Esta pode envolver algumas sensações físicas desagradáveis: por exemplo, respiração curta, sudorese, dores no peito, tremor, sensação de asfixia, vertigem, entorpecimento, formigamento nos braços ou nas pernas e náusea.

Não é incomum que pessoas extremamente ansiosas, sobretudo com síndrome do pânico (ver Capítulo 7), acreditem que estão prestes a desmaiar, mas isso não é possível. Quando estamos assustados, nossa pressão sanguínea aumenta. O desmaio, entretanto, ocorre quando a pressão sanguínea cai de repente.

Porém, como a maioria das regras, esta tem uma exceção. Pessoas com fobia de sangue, injeção e ferimento podem experimentar uma queda drástica na pressão sanguínea, o que às vezes as leva ao desmaio (essa reação é chamada *síncope vasovagal*). Ninguém sabe ao certo por que isso ocorre, mas faz sentido em termos evolutivos. Além de desmaiar, uma consequência adicional da queda na pressão sanguínea é a redução do fluxo sanguíneo. Se acontecesse de você ter um ferimento grave, isso poderia salvar sua vida.

Quão comuns são as fobias?

A maioria das pessoas sofre de medos irracionais ou exagerados em algum momento da vida. Muitos estudos foram feitos sobre o assunto, e a proporção de indivíduos que relatam tais medos costuma ficar em torno de 50-60%.

Como era de esperar, o número de pessoas cujos medos são debilitantes o bastante para serem considerados fobias é menor, embora ainda substancial. Nos Estados Unidos, por exemplo, o National Comorbidity Survey Replication (NCSR), um importante estudo epidemiológico sobre saúde mental, entrevistou uma amostra nacional significativa de mais de 9 mil adultos de 2001 a 2003: 8,7% dos indivíduos haviam sofrido alguma fobia nos doze meses anteriores. Outros estudos produziram resultados similares.

As fobias parecem ser comuns entre jovens. Nos Estados Unidos, uma pesquisa com mais de 10 mil adolescentes descobriu que quase um em cada cinco informaram ter padecido de uma fobia em algum momento da vida.

É raro ter uma única fobia. Por exemplo, o precursor do NCSR, o National Comorbidity Survey (NCS), de 1994, descobriu que, de 22,7% das pessoas que informaram ter padecido pelo menos de uma fobia durante a vida, mais de três quartos haviam tido duas ou mais.

A maior parte das fobias começa cedo. A fobia de animais e a de sangue, injeção e ferimento costumam surgir na infância; quanto às outras, o início costuma ser na adolescência. Em média, leva nove anos para que um medo se transforme em uma fobia propriamente dita.

Uma descoberta surpreendente é que as mulheres têm duas vezes mais chance de sofrer de fobia do que os homens. Por quê? Uma hipótese é que os homens são menos propensos a admitir que têm medo.

Um experimento conduzido por Kent Pierce e Dwight Kirkpatrick forneceu uma boa ilustração dessa tendência. Eles perguntaram a um grupo de estudantes universitários o quanto eles temiam uma série de objetos e situações, incluindo ratos, camundongos e montanhas-russas.

Então, os pesquisadores informaram que os participantes assistiriam a um vídeo desses objetos e situações e, depois disso, deveriam responder novamente ao questionário sobre o medo. Durante o vídeo, o batimento cardíaco dos participantes seria monitorado – um procedimento que, segundo os pesquisadores deram a entender, permitiria medir quão assustados os estudantes *realmente* estavam. Acreditando – erroneamente, como se veio a saber – que suas respostas poderiam ser verificadas, os rapazes admitiram ter níveis mais altos de medo no segundo questionário; entre as mulheres, o resultado não se alterou.

Mesmo considerando o fato de que os homens no estudo de Pierce e Kirkpatrick tenderam a amenizar a intensidade dos medos que sentiam, seus resultados ainda foram significativamente mais baixos do que os das mulheres. Exatamente por que razão as mulheres são mais propensas a medos e fobias é algo que não está claro. Há alguns indícios de que as mulheres são geneticamente mais vulneráveis ao medo. Contudo, o meio sem dúvida também influencia. Em muitas culturas, por exemplo, é menos aceitável que um homem demonstre medo do que uma mulher o faça. Assim, enquanto as garotas podem se entregar a seus medos, os rapazes são ensinados a superá-los.

O QUE CAUSA FOBIAS?

Por muitos anos, acreditou-se que adquirimos nossos medos e fobias por um processo de *condicionamento*: isto é, nós os aprendemos por meio de uma experiência traumática, usualmente na infância. (Para refrescar sua memória sobre condicionamento, ver páginas 29-34.) Imagine, por exemplo, que você está indo para a escola e um cachorro grande e agressivo levanta-se de um salto atrás de uma cerca. Felizmente, o animal não consegue escapar do jardim. No entanto, o incidente o deixa com muito medo de cachorros; você só precisa avistar um para sentir outra vez o terror que sentiu naquela manhã há muito tempo. Em consequência, você evita cachorros a todo custo – e, por isso, acaba não descobrindo que as chances de se ferir são mínimas.

O condicionamento continua sendo uma teoria útil. Inúmeros experimentos de laboratório demonstraram que é uma maneira bastante eficaz de induzir medo tanto em animais quanto em seres humanos (o mais famoso desses experimentos foi realizado com o Pequeno

Albert; você pode ler a respeito na p. 30-31). Além disso, de fato, muitas pessoas que têm fobia a associam com um incidente traumático anterior (embora possamos questionar se o seu relato é sempre preciso: em muitos casos, elas estão tentando recordar experiências do passado distante). E as terapias psicológicas utilizadas para tratar fobias se apoiam firmemente em ideias derivadas do condicionamento. Evitar a situação que tememos, ou fugir dela o quanto antes, faz com que nosso medo persista e torne-se maior, e os pacientes são auxiliados a dedicar um tempo precisamente às situações que temem (esta é a chamada *terapia da exposição*). Ao fazer isso, e desde que não estejam usando algum comportamento de segurança (ver p. 39), sua ansiedade diminui. É um tratamento muitíssimo eficaz – e, na maioria das vezes, muito rápido: uma única sessão de três horas pode erradicar uma fobia que vinha causando ansiedade há anos.

Contudo, a clássica teoria do condicionamento elaborada por cientistas como J. B. Watson (1878-1958) não é capaz de responder a certas perguntas importantes. Por que, por exemplo, os indivíduos muitas vezes desenvolvem fobias sem passar por nenhuma experiência traumática determinante? Por que a maioria dos que *realmente* tomam sustos na infância não vêm a ter uma fobia? (Um estudo, por exemplo, descobriu que as pessoas sem fobia de cachorro tinham igual probabilidade de ter sido atacadas por cachorros que as pessoas com tal fobia.) E por que alguns medos são muito mais comuns do que outros? De acordo com a teoria clássica do condicionamento, qualquer objeto ou situação deveria ser capaz de provocar um medo duradouro. Então, como explicar por que o medo de altura é muito mais prevalente do que o medo de viajar de carro, ou por que tantas pessoas morrem de medo de cobras e tão poucas têm medo de aparelhos elétricos?

À luz dessas questões, os psicólogos repensaram certos aspectos da teoria do condicionamento. Por exemplo, hoje se sabe que não aprendemos nossos medos apenas com base no que acontece conosco. Também captamos sinais transmitidos pelas pessoas à nossa volta. Ao que parece, somos mais suscetíveis a esses sinais quando crianças, e normalmente são nossos pais que causam a maior impressão. Então, se o seu pai lhe diz repetidas vezes que cachorros são perigosos, há boas chances de que você venha a acreditar nisso.

Porém, não desenvolvemos nossos medos unicamente com base naquilo que os outros nos dizem (um processo conhecido como *aprendizagem informacional*). Também mimetizamos o comportamento de outras pessoas. Para um bom exemplo dessa *aquisição indireta* do medo, rever o experimento de Friederike Gerull e Ronald Rapee, descrito na p. 60-61.

Esses tipos de aprendizado podem ser mais difíceis de lembrar do que um único acontecimento drástico e perturbador, sobretudo porque eles podem durar vários anos. Isso talvez ajude a explicar por que alguns indivíduos são incapazes de encontrar uma explicação para o seu medo.

Por que alguns medos são mais prevalentes do que outros? A resposta, para alguns especialistas, está no conceito de *preparação biológica*, sintetizado aqui por Arne Öhman e Susan Mineka:

> Temos mais probabilidade de temer acontecimentos e situações que apresentaram ameaças à sobrevivência de nossos ancestrais, tais como predadores potencialmente letais, altura e grandes espaços abertos, do que de temer os objetos potencialmente letais encontrados com mais

frequência em nosso ambiente contemporâneo, tais como armas ou motocicletas.

De acordo com Öhman e Mineka, a preparação biológica instala um "módulo de medo" no cérebro, centrado nas amígdalas cerebelosas. Esse módulo de medo entra em ação de maneira automática e inconsciente. (Para saber mais sobre o papel das amígdalas cerebelosas na ansiedade, ver p. 43-47.)

Para corroborar essa ideia, Mineka e Michael Cook conduziram uma série de experimentos usando resos criados em laboratório. Os macacos, que nunca tinham visto uma cobra antes, não mostraram medo algum quando apresentados a duas cobras de brinquedo e a uma jiboia-constritora de verdade. Mas isso tudo mudou quando eles assistiram a um vídeo em que outros macacos reagiam com medo às cobras reais e artificiais. Os macacos de laboratório *aprenderam* a ter medo de cobras. Por outro lado, as gravações que exibiam macacos mostrando medo diante de flores não causaram impressão alguma. Se os macacos de laboratório podiam adquirir medo de cobras, por que não de flores? A resposta, segundo Mineka e Cook, é que o medo de cobras está gravado nos circuitos neurais dos macacos por causa do perigo que elas podem apresentar. Quando os macacos de laboratório viram a reação dos outros macacos às cobras, seu medo inato foi ativado. As flores não oferecem tal ameaça e, portanto, não desencadeiam um medo inato.

Talvez nossa herança evolutiva também possa ser detectada na relação próxima que parece existir entre determinadas fobias e a sensação de *nojo*. Pesquisas recentes mostraram que pessoas com fobia de certos animais – como aranhas, ratos, camundongos, baratas, lesmas – e algumas fobias de sangue, injeção e ferimento são atipicamente suscetíveis a sensações de nojo. Existe uma lógica nisso. O nojo físico é concebido para evitar que entremos em contato com substâncias que poderiam nos deixar doentes. Assim, o medo de ratos, por exemplo, pode ter origem em sua reputação de longa data por espalhar doenças; a fobia de sangue pode se basear em um medo de contaminação.

Está claro que o condicionamento exerce um papel importante no desenvolvimento de medos e fobias. Porém, como é o caso em quase todos os problemas psicológicos, outros fatores tendem a estar envolvidos. Por exemplo, a perspectiva cognitivista salienta a contribuição de estilos de pensamento distintos – e notadamente prejudiciais.

Quando os pesquisadores analisaram os pensamentos de pessoas com fobia de aranha, por exemplo, eles descobriram algumas pressuposições um tanto pessimistas. Ao serem indagados sobre o que acreditavam que uma aranha faria se chegasse perto deles, os entrevistados responderam, entre outras coisas: "me picar", "ir em direção a minhas partes íntimas" e "entrar em minhas roupas". Ao serem questionados sobre sua própria reação ao encontrar uma aranha, os participantes afirmaram acreditar que poderiam "desfalecer", "perder o controle", "gritar" ou "ficar histéricos". Em outras palavras, os pensamentos temerosos exercem um papel crucial em desencadear fobias.

Pessoas com fobias tendem a superestimar a probabilidade de vir a sofrer algum dano e subestimar sua capacidade para lidar com a situação que temem. Elas também estão sempre à procura de algum sinal da situação temida. Como escreveu Cervantes: "O medo tem muitos olhos e enxerga coisas no subterrâneo". Esse estilo de pensamento centrado em ameaças, é claro, só serve para alimentar a ansiedade. (Por sinal, é difícil conciliar essas descobertas com a especificação do *DSM* de que "a pessoa [fóbica] reconhece que o medo é excessivo ou irracional". Ao contrário, para muitos indivíduos, sua ansiedade parece absolutamente justificada.)

A última peça no quebra-cabeça da causalidade da fobia compreende fatores biológicos. Os cientistas acreditam que a suscetibilidade a problemas de ansiedade pode estar associada a um desequilíbrio naquele que poderíamos chamar de "sistema de medo" do cérebro: as amígdalas cerebelosas, o hipocampo e o córtex pré-frontal (ver p. 42-47 para ler mais sobre o assunto). A origem desse desequilíbrio é, em parte, genética.

Segundo um estudo realizado com gêmeos, a hereditariedade da fobia gira em torno de 30% (para refrescar sua memória sobre o conceito de hereditariedade e o campo da epidemiologia genética, ver p. 49-51). Uma análise de gêmeos do sexo masculino estimou a hereditariedade em 25-37%. Um terceiro experimento avaliou com que facilidade os gêmeos poderiam ser condicionados a temer uma série de estímulos. Gêmeos idênticos apresentaram resultados mais similares do que gêmeos fraternos, levando os cientistas a concluírem que a hereditariedade do aprendizado do medo gira em torno de 35-45%.

A composição genética, portanto, é claramente parte do motivo por que algumas pessoas desenvolvem fobias e outras não. É bem provável que os genes não exercem um papel dominante; as estimativas de hereditariedade que mencionamos indicam que sua contribuição é moderada. Contudo, sem uma vulnerabilidade genética, somos muito menos propensos a aprender a ter medo de alguma coisa ou a ver esse medo transformar-se em fobia.

Capítulo 6

Fobia social

É como uma câmera dando zoom em um rosto horrível, vermelho e cheio de pânico [...] Eu pareço realmente nervosa e o centro das atenções.

Imagens de mim mesmo parecendo culpado, nervoso, ansioso, constrangido. É o meu rosto – traços distorcidos, mais marcados, nariz grande, queixo fino, orelhas grandes, rosto vermelho. Postura corporal meio estranha, introvertida, ensimesmada. Sotaque mais carregado. Eu pareço estúpido, incapaz de me articular ou de me comunicar bem.

Vejo a sala – sala grande – cheia de mesas, pessoas sentadas atrás das mesas. Eu estou sentada em uma mesa. Todos os outros estão olhando para mim, me observando. Eu pareço petrificada – dá para ver isso nos meus olhos, tremendo; eu estou falando, mas não consigo me ouvir. Estou inclinada para frente, as mãos diante do corpo, brincando com o meu anel. As pessoas estão mais perto de mim do que realmente estariam.

A primeira dessas descrições vívidas é de uma mulher que tem medo de enrubescer em público. Em seguida, são apresentadas as palavras de um homem que tem medo de parecer estúpido, não articulado e monótono. O último comentário é de uma mulher que fica aflita por tremer e parecer nervosa em situações sociais.

Todos os três indivíduos sofrem de *fobia social.* Eles acreditam que não estão preparados para a tarefa de interação social, que estarão aquém dos padrões que eles e todos os demais esperam e que pagarão um preço alto por sua incompetência, sendo considerados ridículos, inadequados ou pouco inteligentes. Em uma situação social estressante, seus pensamentos automaticamente se voltam para dentro. Em vez de se concentrar no mundo à sua volta, eles se centram em suas próprias falhas. Contudo, as imagens que aparecem em sua mente têm pouca conexão com a realidade; de fato, elas costumam ser extremamente distorcidas e desagradáveis.

O que é fobia social?

A fobia social – às vezes chamada de transtorno de ansiedade social – assume muitas formas. Para algumas pessoas, todas as situações sociais são angustiantes. Para outras, o medo só é disparado quando elas têm de desempenhar uma atividade específica diante dos outros. Na maioria das vezes, essa atividade é falar em público, mas a fobia social abarca muitas situações, desde sair com alguém até comer fora ou usar um banheiro público.

Estes são os critérios para fobia social listados no *Manual diagnóstico e estatístico de transtornos sociais:*

- Ter medo acentuado de uma situação social em que o indivíduo é exposto a pessoas desconhecidas ou em que outras pessoas poderiam julgá-lo. Ele teme revelar sua ansiedade ou ter alguma atitude humilhante ou embaraçosa.
- Ficar quase sempre ansioso em determinadas situações.
- Reconhecer que seus medos são irracionais ou exagerados.
- Evitar as situações temidas ou encará-las com sofrimento.
- Ter dificuldade de levar uma vida normal por causa da ansiedade.

A fobia social pode assemelhar-se muito com a timidez. As duas têm as mesmas características: por exemplo, pensamentos ansiosos sobre situações sociais; o desejo de evitar essas situações; e, se forçado a encará-las, uma tendência a tremer, suar ou corar. A fobia social é simplesmente uma forma extrema de timidez? As pesquisas indicam que, em certa medida, isso é verdade. Quando os cientistas comparam as experiências de pessoas muito tímidas e socialmente fóbicas, elas são similares o bastante para indicar que a timidez e a fobia social ocupam posições diferentes no mesmo espectro. Por outro lado, algumas pessoas tímidas não relatam medo algum de situações sociais como festas, conversas, reuniões, discursos formais ou refeições em público. Isso implica que sua forma de timidez não é meramente uma versão mais moderada de fobia social. Portanto, "timidez", ao que parece, é uma categoria um tanto ampla.

A fobia social é encontrada em todo o mundo, mas as formas precisas podem variar de uma cultura para outra. Comum no Japão, por exemplo, é o transtorno *taijin kyofusho* (TKS), que literalmente se traduz como um medo de relações interpessoais. O TKS e a fobia social ocidental são semelhantes em muitos aspectos: por exemplo, a crença de que outra pessoa pensará mal de nós, a sensação de que não estamos preparados para a tarefa de interação social e o desejo de evitar certas situações sociais. Todavia, há uma diferença importante. Em vez de temer que ficarão constrangidos, os indivíduos com TKS têm medo de constranger ou ofender outras pessoas. Em consequência, eles podem se preocupar com sua aparência (sua expressão facial, talvez, ou uma suposta deformidade), o odor corporal, ou uma tendência imaginada a olhar para os outros de maneira inadequada.

Quão comum é a fobia social?

A fobia social é um dos transtornos de ansiedade mais comuns. Nos Estados Unidos, por exemplo, o National Comorbidity Survey (NCS) estimou que 13,3% dos americanos padecem desse transtorno em algum momento da vida. O estudo que se seguiu ao NCS, o National Comorbidity Survey Replication (NCSR), descobriu que 6,8% dos entrevistados haviam sofrido de fobia social nos doze meses anteriores. Quando o NCSR analisou a gravidade dos casos, esse percentual se dividiu em terços iguais para "leve", "moderada" e "grave". Contudo, estes são termos relativos: mesmo os casos "leves" atendiam aos critérios para um transtorno clínico.

A fobia social normalmente começa na adolescência. Nos Estados Unidos, um estudo importante revelou que 9% dos adolescentes entre treze e dezoito anos tiveram problemas em algum momento da vida, sendo que 1,3% foram gravemente afetados. Como os transtornos de ansiedade em geral, a fobia social é mais comum em mulheres do que em homens (em uma proporção aproximada de 3:2).

O QUE CAUSA A FOBIA SOCIAL?

Ao que parece, a fobia social é de família, e acredita-se que os genes exercem uma influência moderada. Estima-se que a hereditariedade gira em torno de 40%. No entanto, o que se herda é provavelmente uma vulnerabilidade à ansiedade em geral, e não à fobia social em particular.

Mais determinantes são o que os cientistas chamam de fatores ambientais não partilhados, isto é, as experiências que são únicas a cada indivíduo. O que poderiam ser esses fatores ambientais é algo que não está claro. Apesar disso, existem alguns indícios de que pais superprotetores ou rejeitadores podem contribuir para o desenvolvimento de fobia social em seus filhos. Sem dúvida, parece razoável presumir que a rejeição poderia prejudicar a autoconfiança da criança, levando-a a conceber visões nocivas de si mesma e de outras pessoas. No caso de pais superprotetores, tem-se afirmado que eles podem limitar as oportunidades da criança para desenvolver habilidades sociais.

Para alguns teóricos, a fobia social é um resquício da pré-história humana. Nossos ancestrais tinham duas opções quando se deparavam com ameaças vindas do grupo social: enfrentá-las sozinhos ou se submeter. Lutar e perder poderia resultar em marginalização – ou, o que é ainda pior, em expulsão do grupo. Diante de um risco tão grande, os indivíduos menos agressivos e dominadores talvez considerassem mais sábio simplesmente aceitar um status social inferior.

O que vemos hoje na fobia social, segundo a teoria, é uma internalização nociva dessa estratégia que um dia foi útil. Extremamente sensíveis ao status social, esses indivíduos consideram-se inferiores. Como estão convencidos de que sua inadequação será visível para todos, eles temem situações sociais. Se não conseguem evitar por completo tais situações, as pessoas com fobia social tentarão ser dóceis e discretas tanto quanto possível.

A teoria resiste a uma análise mais atenta? Embora seja plausível para alguns casos de timidez e ansiedade social menos intensa, não foi devidamente testada em pessoas com fobia social. Portanto, ao menos até o momento, é, em grande medida, especulação.

A psicologia da fobia social

Quando se trata de entender os processos psicológicos envolvidos na produção e na perpetuação do transtorno, a imagem é muito mais clara.

O modelo mais influente desses processos foi desenvolvido nos anos 1990 pelos psicólogos clínicos britânicos David Clark e Adrian Wells. Nós o ilustraremos usando um estudo de caso fictício.

Alice tem trinta anos e é redatora em uma agência de publicidade. Com frequência, ela é solicitada a apresentar seu trabalho para colegas e clientes. Alice nunca gostou desse aspecto da função, mas durante os últimos dois anos sua ansiedade aumentou a tal ponto que ela se pergunta se deveria mudar de carreira. Certa de que fará papel de tola, ela não consegue dormir na noite anterior à apresentação. Alice é tentada a evitar totalmente a situação, telefonando para dizer que está doente. Durante a apresentação, tudo o que ela consegue pensar é em como se sente horrível e em como deve parecer ridícula para o público. Se alguém a parabeniza pela apresentação, ela presume que o elogio é motivado por ironia ou, o que é ainda pior, por pena.

Exploremos a fobia social de Alice usando o modelo de Clark e Wells. Embora não esteja ciente, Alice carrega, desde a adolescência, uma série de ideias nocivas sobre si mesma e sobre outras pessoas. Essas ideias foram concebidas depois que Alice mudou para uma nova escola, onde teve dificuldade para fazer amigos. Ela quer desesperadamente causar uma boa impressão, mas lá no fundo – e apesar de todos os indícios do contrário – acredita que é uma pessoa sem atrativos e incapaz de se expressar.

Alice não só subestima suas qualidades, como também exagera as das pessoas que conhece, presumindo que elas têm toda a confiança e habilidade que ela julga não ter. E acredita que outras pessoas irão notar – e lembrar – até o mais ínfimo problema em seu desempenho. Só a perfeição é aceitável.

Quase todo mundo sente certo nervosismo ao fazer uma apresentação, mas as pressuposições inconscientes de Alice significam que a situação parece muito mais ameaçadora para ela do que na verdade é. Ela vem se preocupando com a apresentação há dias. Agora o momento chegou, e o risco de fazer papel de tola parece maior do que nunca. *Pensamentos automáticos negativos* inundam sua mente: "Eu não consigo fazer isso. Preciso sair daqui. Estou me sentindo mal. Todo mundo sabe que sou uma fraude". Como é de se prever, sua ansiedade está nas nuvens.

Essa ansiedade se manifesta de três maneiras.

Primeiro estão os sintomas fisiológicos: sudorese, rubor, agitação, dificuldade de se concentrar. Alice logo percebe essas mudanças corporais. Em vez de aceitá-las como normais em situações estressantes, ela teme que sua ansiedade esteja ficando fora de controle e torne-se visível para o público – o que, por sua vez, só aumenta a ansiedade.

A preocupação de Alice com os sinais físicos da ansiedade e sua extrema sensibilidade com relação a eles são típicos de pessoas com fobia social. De fato, os pesquisadores descobriram que simplesmente dizer a uma pessoa que ela está passando por uma reação fisiológica intensa – mesmo que não seja verdade – pode ter um efeito profundo sobre o seu pensamento. Em uma pesquisa, estudantes foram solicitados a conversar com um estranho. Aqueles que foram levados a acreditar que um sensor havia detectado rubor, agitação, sudorese e aumento no batimento cardíaco relataram ter ficado mais ansiosos, ter sentido mais sinais físicos dessa ansiedade, e acreditavam ter causado uma impressão pior do que aqueles que não haviam recebido tal informação. Eles se comportaram, em outras palavras, como pessoas com fobia social.

Agora Alice está imaginando como o público a vê. O que ela vê é um falatório agitado e incoerente. Essa imagem não tem relação alguma com a realidade, mas é tão vívida que ela não tenta saber a reação do público. Em vez disso, olha para dentro de si à procura de um indício de como está se saindo.

As pessoas com fobia social são muito mais propensas do que outras a vivenciar imagens em situações sociais, e essas imagens são mais negativas e têm maior tendência a ser do ponto de vista de um observador. Pesquisas indicam que simplesmente pedir à pessoa para pensar em uma autoimagem negativa em vez de positiva leva a mais ansiedade – que é sentida pelo indivíduo e visível para um observador. Também faz com que as pessoas acreditem que tiveram um mau desempenho em uma situação social.

Finalmente, Alice adota uma série de *comportamentos de segurança* – atitudes que, acredita, a ajudarão a suportar o martírio (ver p. 39). Ela estuda sua fala repetidas vezes; acelera sua apresentação; evita olhar para o público e tenta pensar em momentos felizes, como suas últimas férias.

Porém, na verdade, essas estratégias não a ajudam. Como todos os comportamentos de segurança, eles a impedem de descobrir que sua ansiedade é excessiva: quando consegue chegar ao fim da apresentação, Alice atribui esse fato a seus comportamentos de segurança, e não à sua própria capacidade de lidar com uma tarefa estressante. Além disso, esses comportamentos – assim como as autoimagens e os sintomas físicos de ansiedade – voltam sua atenção para dentro de si e não para a tarefa que ela tem em mãos, tendendo a prejudicar seu desempenho. E eles podem ser percebidos pelo público. Apesar de toda a sua distração, a capacidade de Alice para identificar um olhar depreciativo ou desatento é aguçadíssima. E, quando isso acontece, sua ansiedade aumenta ainda mais.

(Curiosamente, a ideia de que pessoas com fobia social são hipersensíveis a críticas foi confirmada por estudos neurológicos. Quando os pesquisadores pedem a indivíduos que leiam afirmações negativas sobre si mesmos, aqueles com fobia social mostram níveis significativamente elevados de atividade nas amígdalas cerebelosas, o "computador emocional" do cérebro [ver p. 43], e no córtex pré-frontal medial, que exerce um papel fundamental no pensamento sobre si próprio.)

A ansiedade de Alice praticamente não diminui no fim da apresentação porque, como tantas pessoas com fobia social, ela continua ruminando sobre o seu desempenho (Clark e Wells chamam isso de "post--mortem"). E quanto mais pensa na apresentação, pior ela considera que foi – e mais intenso é o seu medo da próxima.

O modelo de Clark e Wells costuma ser reproduzido nos manuais como uma espécie de diagrama de fluxo. De fato, também poderia ser representado como uma série de círculos viciosos, cada um deles desencadeando e aumentando a ansiedade da pessoa. Com a terapia, o ciclo da fobia social pode ser quebrado. Se não tratada, a pessoa pode sentir como se estivesse aprisionada nas engrenagens de uma máquina cruel e implacável.

Capítulo 7

Síndrome do pânico

Em 1837, apenas alguns meses depois de voltar de sua épica viagem de cinco anos pelo mundo a bordo do *Beagle*, Charles Darwin, aos 28 anos, começou a experimentar uma série de sintomas estranhos e angustiantes, como palpitações, falta de ar, tremores, náusea, desmaio e medo repentino:

> Eu acordei à noite me sentindo um pouco mal e tive muito medo, embora minha razão risse de mim e me dissesse que não era nada e tentasse se agarrar a objetos aos quais temer.

Os ataques persistiram até o fim da vida de Darwin, 45 anos depois, e o cientista aventureiro logo se tornou um recluso, sem disposição nem mesmo para sair de casa a não ser na companhia da esposa: "Há muito considero impossível ir a qualquer parte; a novidade e o entusiasmo acabariam comigo".

Os médicos de Darwin diagnosticaram uma série de doenças, entre as quais "dispepsia com caráter agravado", "dispepsia catarral" e "gota suprimida". Hoje, as discussões em publicações clínicas concluem que, na verdade, ele possivelmente sofria de *síndrome do pânico.*

O QUE É PÂNICO?

Para a maioria de nós, a palavra "pânico" descreve uma sensação repentina de ansiedade intensa. É o que sentimos quando não conseguimos encontrar o passaporte no aeroporto, ou quando suspeitamos que deletamos um arquivo crucial no computador.

Por mais desagradável que seja, esse tipo de experiência é uma versão marcadamente "diluída" do pânico real. Pânico genuíno significa ser tomado por uma onda de medo visceral e aterrador, acompanhada de uma série de sensações físicas, entre elas respiração ofegante, sudorese, dores no peito, tremor, vertigem, entorpecimento, formigamento nos braços e nas pernas, náusea, calafrios e ondas de calor. O ritmo cardíaco pode acelerar em mais de vinte batimentos por minuto.

O pânico traz consigo uma gama de pensamentos assustadores – por exemplo, que estamos prestes a perder o controle ou desmaiar, que estamos ficando loucos, ou que estamos morrendo. Os ataques surgem rapidamente, com seu pico ocorrendo em apenas quatro ou cinco minutos, e duram em torno de dez a vinte minutos.

O pânico é uma característica comum em todos os transtornos de ansiedade e também em outros problemas psicológicos (depressão, por exemplo). De fato, um estudo revelou que 83% dos pacientes com um transtorno psicológico relataram ao menos um ataque de pânico. Contudo, este ocupa lugar central na síndrome do pânico, que o *Manual diagnóstico e estatístico de transtornos mentais* define da seguinte maneira:

- Ataques de pânico recorrentes e inesperados, envolvendo quatro ou mais de uma gama de sensações, incluindo palpitações, coração disparado, sudorese, tremor, falta de ar, dor no peito, vertigem e medo de morrer, perder o controle ou enlouquecer.

- Depois de um ataque, um mês ou mais de:
  – preocupação com a possibilidade de outro ataque ou com o significado do ataque (por exemplo, que isso signifique uma doença física ou mental grave);
  – mudança de comportamento por causa do ataque (por exemplo, evitar situações associadas ao pânico).

Se voltar ao primeiro item nessa lista de critérios, você observará a palavra "inesperado". Esse caráter inesperado é crucial na síndrome do pânico. Uma pessoa com fobia de altura pode ter um ataque de pânico ao andar de elevador, mas o que desencadeou esse pânico está bem claro para ela. Na síndrome do pânico, ao menos dois ataques precisam surgir do nada, sem que haja um desencadeador imediato óbvio. Com o tempo, no entanto, a pessoa muitas vezes percebe que existem situações específicas, como, por exemplo, supermercados ou viagens de ônibus, em que ela tem mais probabilidade de entrar em pânico.

Muitas pessoas com síndrome do pânico também sofrem de agorafobia. Isso faz sentido porque, na verdade, a agorafobia não é um medo de lugares públicos, mas o medo de sentir ataque de pânico numa situação em que a fuga é impossível e a ajuda, indisponível. Por isso, atualmente a agorafobia não é considerada uma categoria distinta de doença, e sim secundária à síndrome do pânico. Situações comuns temidas por pessoas com agorafobia incluem estar em uma multidão ou em um transporte público, atravessar uma ponte ou andar de elevador, ou simplesmente estar sozinhas – dentro ou fora de casa.

Quão comum é a síndrome do pânico?

Cerca de uma em cada cinco pessoas já sofreu um ataque de pânico inesperado, geralmente em épocas de muito estresse. Porém, acredita-se que a síndrome do pânico afete em torno de 2% da população. Quando se trata do risco ao longo da vida, o National Comorbidity Survey Replication relatou que 3,7% dos adultos americanos sofreram síndrome do pânico em algum momento, e mais 1,1% deles tiveram síndrome do pânico com agorafobia.

A síndrome do pânico costuma surgir na idade adulta, e pesquisas indicam que a idade média do primeiro ataque é 22 anos. Entretanto, um estudo complementar ao National Comorbidity Survey Replication, realizado com adolescentes entre treze e dezoito anos, 2,3% dos entrevistados relataram ter padecido do transtorno em algum momento.

A síndrome do pânico é outro transtorno de ansiedade bem mais comum em mulheres do que em homens – nesse caso, em uma proporção de 2:1.

O que causa o pânico?

Em 1959, o psiquiatra americano Donald Klein administrou imipramina, um antidepressivo recém-desenvolvido, a uma série de pacientes que provavelmente sofriam de síndrome do pânico (embora este não fosse um termo usado na época). Klein não estava otimista quanto ao novo tratamento:

era, antes, o caso de não saber o que mais fazer por eles e pensar que talvez esse novo princípio ativo seguro com poderes tranquilizantes peculiares pudesse funcionar.

Contudo, a imipramina pareceu produzir algumas mudanças notáveis nos pacientes de Klein: em alguns dias, seus ataques de pânico haviam desaparecido. Apesar disso, o nível de ansiedade geral permaneceu essencialmente inalterado. Isso levou Klein a fazer uma distinção pioneira entre pânico e ansiedade. O pânico, segundo ele, era um fenômeno próprio, e não – como então se acreditava – apenas uma característica da ansiedade. Ao fazer isso, Klein abriu caminho para que a síndrome do pânico fosse identificada. (Ele também descobriu que a agorafobia era rara em pessoas que nunca haviam tido um ataque de pânico – outro avanço importante.)

Klein continuou a investigar o pânico e descobriu que podia provocá-lo administrando substâncias como lactato de sódio aos pacientes, ou pedindo que eles inalassem dióxido de carbono. O pânico, concluiu Klein, era produto de processos biológicos e especificamente uma reação à percepção de falta de oxigênio respirável. (Os níveis de lactato no cérebro aumentam quando não conseguimos respirar de maneira adequada: por exemplo, se há muito dióxido de carbono, e muito pouco oxigênio, no ar.)

Nossa hipótese é a de que muitos ataques de pânico espontâneos ocorrem quando as áreas do cérebro responsáveis por inspecionar sinais de asfixia identificam erroneamente uma carência de ar respirável, disparando, assim, um evoluído sistema de alarme de asfixia.

O medo de asfixia está presente em alguns casos de pânico. Porém, com o passar dos anos, grande parte das evidências para as teorias de Klein foi questionada. Ninguém, por exemplo, conseguiu identificar exatamente em que lugar do corpo está situado o sistema de alarme de asfixia. Além disso, os cientistas observaram que o pânico pode ser induzido por uma vasta gama de substâncias que operam em diferentes aspectos da fisiologia humana – o que implica que não há um único mecanismo biológico envolvido. Da mesma forma, vários tipos de medicamentos podem impedir ataques de pânico. E aproximadamente 50% das pessoas que recebem lactato de sódio, por exemplo, não entram em pânico: esta não é uma reação inevitável.

As demonstrações convincentes de que os ataques de pânico têm um componente psicológico são os maiores desafios à explicação de Klein. Por exemplo, Ron Rapee e seus colegas pediram a um grupo de pessoas que sofriam de ataques de pânico e a outro com fobia social para inalar uma mistura de dióxido de carbono e oxigênio. Metade dos participantes não foi informada sobre o que esperar da inalação; a outra metade foi alertada de que poderia experimentar sensações associadas a um ataque de pânico (por exemplo, aperto no peito, falta de ar, tontura).

O fato de ter ou não ter recebido uma explicação não fez diferença alguma para os participantes com fobia social: eles reagiram ao gás exatamente da mesma maneira. Todavia, as coisas foram muito diferentes para os pacientes que sofriam de ataques de pânico. Aqueles que não haviam sido informados sobre o que esperar tiveram muito mais propensão a entrar em pânico do que os outros. Estudos similares mostraram que, se os participantes tiverem uma ilusão de controle sobre o experimento – por exemplo, se forem levados a acreditar (erroneamente) que podem reduzir o suprimento de qualquer substância que esteja sendo administrada – eles terão muito menos probabilidade de entrar em pânico.

Experimentos como esses foram cruciais no desenvolvimento de uma explicação *psicológica* do pânico, a qual confere importância primordial não só aos processos fisiológicos, mas também aos pensamentos. Os estudos de David Clark tiveram enorme influência nesse aspecto. Clark argumenta que:

> Os ataques de pânico são resultado de uma interpretação catastrófica e errônea de certas sensações corporais.

Portanto, o dióxido de carbono ou o lactato de sódio ou qualquer uma das várias alternativas usadas em estudos de laboratório não causam o pânico, ao menos não diretamente. O que causa o pânico é a "interpretação catastrófica e errônea" dos efeitos físicos produzidos por essas substâncias.

Ilustraremos a teoria de Clark com um estudo de caso fictício:

Martin teve seu primeiro ataque de pânico dois anos atrás. Primeiro, ele teve a impressão de que o ataque surgiu do nada, mas depois percebeu que esteve sob estresse excepcional durante algumas semanas porque seu pai esteve muito doente. Durante aquele primeiro ataque de pânico, Martin havia se convencido de que estava morrendo de um ataque cardíaco. Embora o médico tivesse lhe assegurado que seu coração estava perfeitamente bem e saudável, nas semanas e nos meses que se seguiram Martin continuou alerta para o que imaginava serem sinais de uma parada cardíaca iminente: por exemplo, o coração batendo mais depressa do que o normal, dor no peito ou dificuldade para respirar. Quando detectava

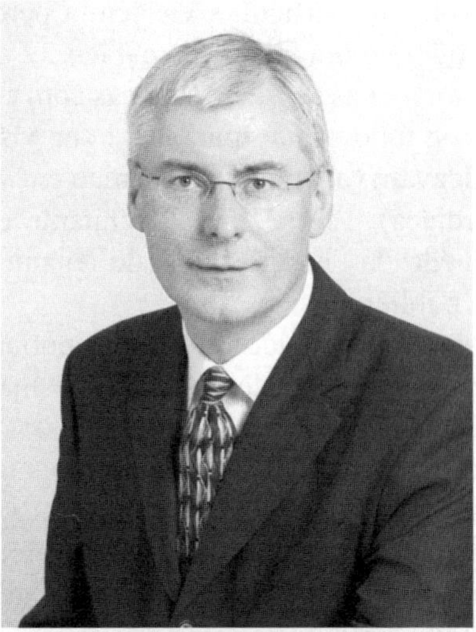

7. David Clark é líder mundial na compreensão e no tratamento dos transtornos de ansiedade, além de pioneiro no estudo de novas terapias cognitivas que têm transformado os resultados clínicos para síndrome do pânico, fobia social e (com sua esposa, a Profa. Dra. Anke Ehlers) transtorno de estresse pós-traumático. Professor de psicologia da Universidade de Oxford e diretor do Centro de Transtornos de Ansiedade e Trauma no Hospital Maudsley, Clark também é uma figura crucial no notável programa Improving Access to Psychological Therapies (cujo objetivo é aumentar a oferta de tratamento psicológico para transtornos de ansiedade e depressão na rede de atenção primária), do Serviço Nacional de Saúde do Reino Unido

essas mudanças físicas, ele ficava tão ansioso que muitas vezes tinha outro ataque de pânico.

Com o tempo, Martin ficou menos preocupado com a possibilidade de um ataque cardíaco; em vez disso, seu medo centrou-se na possibilidade de ter outro ataque de pânico extremamente angustiante e desagradável. Em particular, ele temia perder o controle de si durante um ataque de pânico. E, assim, passou a monitorar suas sensações físicas com tanto afinco quanto antes; tudo o que mudou foi sua visão do que elas significavam (um ataque de pânico em vez de uma parada cardíaca). Ele se tornou relutante em sair de casa por medo da "humilhação" de ter um ataque de pânico em público.

Os ataques de pânico de Martin, portanto, foram inicialmente desencadeados quando ele mal-interpretou sinais de estresse ou de ansiedade como sintomas de colapso e talvez morte iminente. Mais tarde, Martin viu essas sensações normais como indícios de um desastroso ataque de pânico – uma interpretação errônea que, ironicamente, ajudava a provocar o próprio evento que ele temia. Aliás, não são apenas as mudanças corporais produzidas pela ansiedade que podem desencadear um ataque de pânico: qualquer sensação aparentemente estranha pode fazer isso – por exemplo, ao cair no sono, ou fazer exercícios físicos, ou depois de tomar muito café.

Como muitas pessoas com síndrome do pânico, Martin era hipersensível a alterações corporais. Os psicólogos Anke Ehlers e Peter Breuer demonstraram essa tendência quando pediram a um grupo de voluntários, incluindo 120 indivíduos com síndrome do pânico, para contar em silêncio seus batimentos cardíacos sem tomar o pulso. O que eles descobriram é que os indivíduos com síndrome do pânico eram muito mais precisos em suas estimativas do que os demais participantes. Pesquisas subsequentes constataram que o mesmo é válido para crianças com problemas de pânico.

A relutância de Martin em sair de casa provavelmente seria diagnosticada como agorafobia. Sua evitação é, na realidade, um comportamento de segurança.

Tais comportamentos aparecem na maioria dos casos de síndrome do pânico, assim como em outros transtornos de ansiedade. Ao ficar em casa, Martin negava a si mesmo a oportunidade de aprender que poderia sentir os sintomas de um ataque de pânico sem que nada desastroso acontecesse, fosse pressentir um ataque cardíaco ou perder o controle.

A teoria da interpretação catastrófica também é corroborada por pesquisas sobre os indicadores para ataques de pânico – isto é, os fatores que tornam as pessoas vulneráveis ao pânico. Há alguns anos, os psicólogos Norman Schmidt, Darin Lerew e Robert Jackson tiveram acesso a mais de mil jovens que estavam participando de um treinamento militar básico de cinco semanas na Academia das Forças Aéreas dos Estados Unidos. O treinamento é extremamente rígido – os recrutas têm de aguentar exercícios físicos pesados com poucas horas de sono, são submetidos a observação e avaliação constantes e, em muitos casos, estão longe da família e dos amigos pela primeira vez na vida. Por causa do nível elevado de estresse, talvez não seja de surpreender que alguns recrutas desenvolvam problemas de ansiedade – e de pânico.

No entanto, Schmidt e seus colegas descobriram que a suscetibilidade aos ataques de pânico não era aleatória. Ao contrário, podia ser prevista com base na pontuação obtida pelos recrutas em um teste psicológico específico que eles responderam bem no início do treinamento. Esse teste media a *sensibilidade à ansiedade*, que é o grau em que uma pessoa acredita que as sensações físicas percebidas quando está agitada ou ansiosa (batimento cardíaco acelerado ou falta de ar, por exemplo) são nocivas. Quanto maior o índice de sensibilidade à ansiedade do recruta, maior a probabilidade de que ele sofresse um ataque de pânico.

Pesquisas como essa levaram alguns psicólogos a ver a sensibilidade à ansiedade como um fator de risco para a síndrome do pânico. Isso certamente condiz com a explicação psicológica do pânico que acabamos de explorar: a sensibilidade à ansiedade pode ser entendida como uma tendência ao tipo de "interpretação catastrófica de sensações corporais" que, segundo se acredita, leva à síndrome do pânico.

Essa tendência pode ser estimulada pelas atitudes com relação ao pânico e à doença em nosso convívio familiar. Pesquisas mostram que, entre as pessoas propensas a ataques de pânico, é maior a probabilidade de que elas tenham testemunhado a cena de seus pais ficando muito ansiosos ou entrando em pânico e interpretado esse pânico como sinal de uma doença (por exemplo, ficando de repouso ou demandando atenção especial). Também é mais provável que elas tenham convivido com pessoas que sofressem de uma doença física crônica, o que pode tê-las tornado especialmente sensíveis aos sintomas da doença.

Quando a vida se torna muito estressante, essa vulnerabilidade pode levar a ataques de pânico e talvez até mesmo à síndrome do pânico. Por outro lado, é possível que a sensibilidade à ansiedade meça não tanto uma vulnerabilidade a ataques de pânico no futuro, e sim os sintomas de um certo grau de pânico *no presente*.

Outros fatores de risco foram identificados. Sofrer abuso físico ou sexual na infância, por exemplo, leva a um risco significativamente maior de ataques de pânico na vida adulta. Fatores genéticos também exercem um papel importante, com a hereditariedade estimada em torno de 40%. De fato, tem-se afirmado que a síndrome do pânico talvez seja o mais hereditário de todos os transtornos de ansiedade. Como os outros transtornos, porém, estamos longe de saber exatamente quais genes ajudam a causar a síndrome do pânico.

Embora esteja vivo o debate entre os proponentes das perspectivas biológica e psicológica sobre o pânico, as evidências favorecem esta última. Talvez a mais significativa de todas seja o sucesso notável de tratamentos psicológicos para a síndrome do pânico, em especial a terapia cognitivo-comportamental. Esses tratamentos propõem mudar o modo como as pessoas concebem suas sensações físicas, seus pânicos e sua capacidade para lidar com eles. Se o pânico fosse primordialmente um reflexo biológico, é de supor que alterar padrões de pensamento faria menos diferença terapêutica.

Capítulo 8

Transtorno de ansiedade generalizada

> Quando olho para trás e penso em todas aquelas preocupações, lembro-me da história do velho que, em seu leito de morte, disse que teve muitos problemas na vida, a maior parte dos quais nunca aconteceu.
>
> Winston Churchill

Na Guatemala, os pais costumam empregar uma técnica para ajudar os filhos a superarem suas preocupações. Eles dão à criança um saquinho contendo seis bonequinhas feitas de madeira e tecido. Todas as noites, a criança conta a uma das bonecas uma preocupação em particular e então coloca a boneca debaixo do travesseiro. A função da boneca é assumir – e levar embora – a preocupação, permitindo, assim, que a criança durma tranquilamente. Durante a noite, os pais podem retirar a boneca. Quando a criança desperta na manhã seguinte, sua preocupação desapareceu junto com a boneca.

As *muñecas quitapenas* – literalmente, "bonecas que eliminam preocupações" – geralmente são dadas às crianças por seus pais, mas os adultos também as usam. E há uma razão pela qual elas continuam existindo desde a época dos maias: ao que parece, realmente funcionam. Isso ocorre porque, muitas vezes, expressar suas preocupações é suficiente para neutralizá-las. Se você ou seu filho estão se debatendo com preocupações à hora de dormir, talvez queiram fazer suas próprias *muñecas quitapenas*.

O QUE É TRANSTORNO DE ANSIEDADE GENERALIZADA?

O termo "transtorno de ansiedade generalizada" talvez seja novo para você, mas o conceito de preocupação certamente lhe é familiar. Esta é uma definição de preocupação:

> uma cadeia de pensamentos e imagens, carregada de afeto negativo [isto é, emocionalmente desagradável] e relativamente incontrolável; representa uma tentativa de obter a solução mental de problemas sobre uma questão cujo resultado é incerto, mas contém a possibilidade de um ou mais resultados negativos.

Apesar do jargão, você provavelmente reconhecerá nessa descrição sua própria experiência de preocupação. Quando nos preocupamos, ficamos aflitos com determinado aspecto de nossa vida, tentando prever o que pode sair errado e, se isso acontecer, quais serão as consequências. (É por isso que alguns psicólogos chamam a preocupação de pensamento "e se...?") Embora possamos imaginar que a preocupação ajude a resolver nossos problemas, esta quase sempre é uma ilusão. A preocupação raramente é construtiva. Em vez de melhorar nosso estado de ânimo, tende a nos fazer sentir piores. E, uma vez que começamos a nos preocupar, talvez seja difícil parar.

Certa dose de preocupação é normal – como afirmou o médico e escritor Lewis Thomas: "Somos, entre todas as criaturas terrestres, o único animal que se preocupa. Passamos a vida nos preocupando". Contudo, para algumas pessoas, a preocupação pode sair do controle. Praticamente todos os transtornos de ansiedade que abordamos neste livro envolvem muita preocupação – assim como muitos outros tipos de problemas psicológicos, em particular a depressão. (Tecnicamente, a preocupação diz respeito a problemas no futuro, ao passo que a ruminação característica da depressão centra-se em acontecimentos passados. No entanto, ambos são estilos de pensamento repetitivos e provavelmente são causados pelos mesmos processos.)

Além disso, a preocupação é a característica fundamental do transtorno de ansiedade generalizada (TAG), que o *Manual diagnóstico e estatístico* da Associação Americana de Psiquiatria define como sendo marcado por:

- preocupação excessiva, irrealista e incontrolável;
- preocupação que dura há pelo menos seis meses;
- pelo menos três dos seguintes aspectos: inquietação, sensação de estar no limite, fadiga, dificuldade de se concentrar, irritabilidade, tensão muscular, problemas para dormir;
- grande sofrimento e/ou comprometimento da vida cotidiana da pessoa afetada.

Como você pode perceber com base nessa lista de sintomas, o TAG pode ser uma doença extremamente debilitante, com efeitos profundos sobre a carreira, os relacionamentos e o bem-estar geral de uma pessoa.

Conforme escreveu Stanley Rachman, um importante psicólogo dedicado ao estudo da ansiedade:

> As pessoas afetadas fazem de tudo para evitar riscos, verificam as coisas repetidas vezes, adotam e recomendam comportamentos cautelosos, controlam a dieta com cuidado, praticam os hábitos mais higiênicos e, geralmente, adotam comportamentos superprotetores. Apesar de todas essas tentativas, elas raras vezes alcançam uma sensação de segurança ou de satisfação.

Quão comum é o transtorno de ansiedade generalizada?

Quase todos nos preocupamos de tempos em tempos. Porém, alguns de nós nos preocupamos com mais frequência e mais intensidade. Um estudo revelou que:

- cerca de 38% das pessoas entrevistadas preocupam-se pelo menos uma vez por dia; 19,4% preocupam-se uma vez a cada dois ou três dias e 15% preocupam-se cerca de uma vez por mês;
- para 9% das pessoas, seus períodos de preocupação duram duas horas ou mais; 11% preocupam-se por períodos de uma a duas horas; 18% preocupam-se de dez a sessenta minutos; 38%, de um a dez minutos; e felizardos 24% afirmaram que se preocupam por menos de um minuto seguido;
- cerca de 3% das pessoas sofrem de transtorno de ansiedade generalizada, e as mulheres têm o dobro da probabilidade de ser afetadas do que os homens. Pesquisas indicam que em torno de 2% dos jovens podem ter sofrido TAG por volta dos dezoito anos, sendo 0,3% deles afetados gravemente.

O QUE CAUSA O TRANSTORNO DE ANSIEDADE GENERALIZADA?

O transtorno de ansiedade generalizada é um conceito relativamente novo, tendo surgido pela primeira vez no *Manual diagnóstico e estatístico* em 1980 e só se tornado uma categoria diagnóstica específica nos anos 1990. Isso explica, em parte, porque as pesquisas sobre preocupação são relativamente recentes, sem que haja uma única explicação dominante.

Nesse sentido, várias teorias sobre a preocupação foram influentes, e começamos esta seção sobre as causas do TAG discutindo as quatro principais delas.

TEORIAS SOBRE A PREOCUPAÇÃO

O modelo metacognitivo

A palavra "metacognitivo" refere-se às crenças que temos a respeito dos nossos pensamentos. E a teoria desenvolvida por Adrian Wells situa as crenças metacognitivas acerca da preocupação bem no cerne do transtorno de ansiedade generalizada.

Wells salienta dois tipos de crença metacognitiva: a positiva e a negativa. Como muitas pessoas, quer tenham um problema de ansiedade ou não, os indivíduos com TAG tendem a ver a preocupação como benéfica. Eles podem acreditar, por exemplo, que a preocupação os ajuda a prever e resolver problemas; que fornece a motivação necessária para lidar com esses problemas; ou que os prepara para o pior, caso não seja possível encontrar uma solução. Apesar de perceber que é pura superstição, eles podem inclusive sentir que, ao se preocupar com um acontecimento, podem evitar que este ocorra.

Sem dúvida, alguém que concebe a preocupação em termos tão positivos possivelmente se preocupa um bocado. Mas as pessoas com TAG, ao contrário de outros indivíduos ansiosos, também têm uma série de visões negativas sobre a preocupação: principalmente, que esta é incontrolável – uma vez que começa, é quase impossível parar; que é perigosa –, como um sinal de insanidade iminente, por exemplo.

É essa combinação dolorosa de visões positivas e negativas sobre a preocupação que distingue o TAG – e torna a vida tão infernal para os que padecem dele. Essas pessoas preocupam-se porque sentem que é a coisa certa a fazer, mas a preocupação é uma fonte de grande sofrimento. De fato, como essa teoria ajudou a revelar, as pessoas com TAG preocupam-se até mesmo com a preocupação.

A teoria da evitação cognitiva

De maneira bem diferente, Tom Borkovec, da Universidade do Estado da Pensilvânia, afirma que a preocupação é sobretudo uma estratégia de evitação. O que estamos evitando é o presente e fazemos isso quando nos preocupamos focando no futuro. Borkovec propõe que essa evitação assume três formas.

Primeiro, nós nos preocupamos porque acreditamos que isso nos ajudará a evitar que um desastre ocorra conosco e, se ocorrer, a lidar com ele.

Segundo, a preocupação com ameaças improváveis ou relativamente superficiais nos distrai de problemas muito mais perturbadores. Borkovec observa, por exemplo, que pessoas com TAG relatam mais traumas em sua vida e relacionamentos piores.

Terceiro, a preocupação suprime os sentimentos, o que nos permitiria evitar o impacto emocional de um acontecimento temido. A preocupação, argumenta

Borkovec, é essencialmente um processo cognitivo verbal-linguístico. E esse processo não é um bom meio para as emoções. Para realmente sentir alguma coisa, nós precisamos visualizá-la, mas a preocupação nos distrai de tais imagens. Borkovec cita as pesquisas indicando que a preocupação reduz a agitação corporal (como, por exemplo, o batimento cardíaco) em resposta a imagens ameaçadoras. Ele conclui:

> Em suma, as pessoas preocupadas podem fugir de imagens apavorantes centrando-se no canal verbal enquanto pensam no futuro em termos mais abstratos – por exemplo, "algo terrível vai acontecer" –, com poucos detalhes concretos.

Intolerância à incerteza

Para Naomi Koerner e Michel Dugas, o transtorno de ansiedade generalizada tem origem na *intolerância à incerteza:*

> Os indivíduos que são intolerantes à incerteza acreditam que a incerteza é estressante e perturbadora, que não ter certeza quanto ao futuro é injusto, que acontecimentos inesperados são negativos e devem ser evitados e que a incerteza interfere em sua capacidade de desempenhar suas funções.

A preocupação, quase por definição, é uma tentativa de prever e controlar acontecimentos futuros incertos. Parece lógico, então, que as pessoas com forte intolerância à incerteza tenderão a se preocupar sempre.

Koerner e Dugas especulam que a progressão da intolerância à incerteza para a preocupação pode ser influenciada por três fatores. O primeiro são as crenças positivas sobre a preocupação que abordamos quando discutimos o modelo metacognitivo. O segundo são as formas de evitação cognitiva identificadas por Borkovec. O terceiro é a crença, sustentada por muitas pessoas com TAG, de que elas não são boas para resolver problemas: "uma vez que certo grau de incerteza é inerente à maioria dos problemas, é fácil ver como os indivíduos com TAG poderiam ficar frustrados e angustiados até mesmo ao resolver problemas menores" – o que só aumenta sua ansiedade e alimenta sua preocupação.

A teoria do humor como informação

A teoria do humor como informação foi formulada pelo psicólogo britânico Graham Davey, embora seja muito bem demonstrada por um experimento realizado por outros pesquisadores alguns anos antes. Metade dos participantes no experimento foi induzida a ficar de mau humor, e a outra metade, de bom humor. Então, eles foram solicitados a fazer uma lista de nomes de pássaros. Em cada um dos grupos, metade dos participantes foram orientados a parar quando quisessem (ou seja, a regra era "pare quando quiser"); a outra metade, a continuar até que não conseguissem pensar em mais nenhum nome (ou seja, a regra era "o máximo que conseguir").

A resposta dos participantes a essas regras dependia de seu estado de ânimo. Para o grupo com a regra "pare quando quiser", os que se sentiam otimistas persistiram por mais tempo do que os que estavam de mau humor. Contudo, a situação se inverteu no grupo com a regra "o máximo que conseguir": os que estavam de mau humor tenderam a persistir por mais tempo com a tarefa.

Davey argumenta que esse experimento sintetiza duas características essenciais da preocupação intensa.

A primeira é o fato de que a sensação de ter concluído uma tarefa de maneira satisfatória ou não muitas vezes se baseia em nosso estado de ânimo, e não em alguma medida objetiva. Isso é válido sobretudo para tarefas que não têm um ponto final óbvio, como preocupar-se, por exemplo. Um humor negativo indica que a tarefa não foi concluída. Então, alguém que se sente ansioso ou infeliz – como em geral se sentem as pessoas que sofrem de TAG – tende a pensar que ainda não se preocupou o suficiente.

O segundo ponto é que as pessoas que estão sempre preocupadas tendem a usar a regra "o máximo que conseguir". Isso pode acontecer, em parte, porque parece haver uma tendência natural a optar por tal regra quando estamos nos sentindo para baixo e, em parte, porque as pessoas preocupadas costumam sustentar crenças um tanto rígidas: por exemplo, que a preocupação é essencial para evitar um desastre; que só a perfeição serve; que a incerteza é indesejável. No entanto, a regra "o máximo que conseguir" pode ser difícil de seguir. E com atividades sem um fim definido, como é o caso da preocupação, raras vezes há uma conclusão óbvia em vista.

Perspectivas biológicas sobre o transtorno de ansiedade generalizada

O que sabemos sobre o que acontece no cérebro quando nos preocupamos? Pesquisas neurológicas sobre a preocupação estão apenas começando, mas já ajudaram a compreender algumas questões.

Em um estudo, os cientistas pediram a indivíduos com TAG e a indivíduos não ansiosos que passassem um tempo pensando sobre uma série de rostos e frases, alguns dos quais não tinham ressonância emocional, ao passo que outros foram concebidos para induzir à preocupação. Durante a tarefa, a atividade cerebral dos participantes foi gravada em um scanner de imagens de ressonância magnética funcional (IRMf).

Em ambos os grupos, as mesmas áreas do cérebro foram ativadas quando eles se preocupavam. Essas áreas eram o córtex pré-frontal medial, que exerce um papel importante em nossos pensamentos sobre o nosso eu, e o córtex do cíngulo anterior, que – entre outras tarefas – está envolvido na resolução de problemas e no processamento de emoções. Porém, houve uma diferença entre os dois grupos. Nos indivíduos com TAG, as áreas do cérebro associadas à preocupação permaneceram ativas mesmo quando eles foram orientados a parar de pensar em um rosto ou uma frase e relaxar. Sabemos que, para essas pessoas, é extremamente difícil parar de se preocupar; esse experimento fornece uma confirmação neurológica.

Quando se trata de influências genéticas, há indícios de que estas são menos significativas para o TAG do que para muitos outros transtornos de ansiedade. O transtorno parece ser de família, ao menos em certo grau, mas, ao que tudo indica, isso se deve principalmente a fatores do meio. Dois estudos com gêmeos não constataram influência genética, e outros três estimaram a hereditariedade em torno de 20%. Além disso, o índice de vulnerabilidade genética para o TAG é muito próximo do índice para depressão, levando alguns pesquisadores a afirmarem que, “em uma perspectiva genética, a depressão e o transtorno de ansiedade generalizada parecem ser o mesmo transtorno”.

Perspectivas sociais sobre o transtorno de ansiedade generalizada

O TAG e a depressão podem parecer quase idênticos no que se refere à influência genética; porém, se observarmos os fatores de risco para cada transtorno a longo prazo, surgem diferenças maiores.

Pesquisadores que acompanharam mil neozelandeses da primeira infância aos 32 anos de idade descobriram que, embora a depressão clínica e o TAG tenham alguns fatores de risco em comum, as diferenças são bem mais significativas. A depressão está vinculada a um histórico familiar da doença e a problemas na adolescência. O TAG, por outro lado, está fortemente associado a experiências na infância, especificamente origem socioeconômica humilde; criação marcada por abusos, hostilidade ou ansiedade; temperamento inibido; tendência a se preocupar, ou a estar triste ou com medo; problemas comportamentais como *bullying*, brigas, roubo, ataques de raiva e mentiras.

De maneira similar, quando os psicólogos entrevistaram um grupo de crianças de escola primária na Alemanha, descobriram que aquelas que consideravam seus pais ansiosos ou hostis relatavam níveis mais elevados de preocupação. O mesmo é válido para aquelas que julgavam ter um apego de estilo "inseguro" – indicando um problema fundamental em seu relacionamento com os pais (para ler mais sobre os estilos de apego, ver p. 57). Sem dúvida, os pesquisadores basearam-se nos relatos das próprias crianças. E não é impossível que as crianças que relataram dificuldades em sua criação o fizeram *porque* tinham propensão a se preocupar. Entretanto, a pesquisa reforça a relação entre preocupação e experiências da infância proposta pelo estudo realizado na Nova Zelândia.

Capítulo 9

Transtorno obsessivo-compulsivo

Você já saiu de casa e voltou correndo, talvez várias vezes, para verificar se havia trancado a porta da frente ou desligado o fogão? Já se viu desfazendo as malas mais uma vez a caminho do aeroporto só para ter certeza de que não esqueceu o passaporte? E, às vezes, sente necessidade de lavar as mãos repetidas vezes depois de ir ao banheiro ou tocar em algo sujo?

E quanto a pensamentos estranhos que pipocam em sua cabeça? Você já se viu pensando, por exemplo, que está prestes a bater em alguém? Ou gritar e dizer palavrões nas situações mais inapropriadas – em um funeral, talvez, ou em uma biblioteca?

Se você respondeu sim a alguma dessas perguntas, não se preocupe. Quase todos sentimos impulsos como esses de vez em quando. E, às vezes, eles podem parecer um tanto inusitados. Esta é uma seleção feita espontaneamente por membros do público em geral:

- Sentir impulso de empurrar alguém diante de um trem.
- Desejar que alguém morra.
- Pensar em jogar um bebê escada abaixo.

- Imaginar-me em um acidente de carro, preso debaixo d'água.
- Ter receio de contrair uma doença por tocar o assento do vaso sanitário.
- Pensar que suas mãos estão sempre sujas.
- Ter o impulso de dizer alguma coisa que magoe.
- Pensar em exclamar alguma coisa dentro da igreja.
- Pensar em atos sexuais "não naturais".
- Imaginar eletrodomésticos pegando fogo enquanto não está em casa.
- Imaginar sua casa sendo invadida.
- Pensar que não foi puxado o freio de mão como deveria e que o carro provocará um acidente durante a sua ausência.

O que é transtorno obsessivo-compulsivo?

Para um pequeno grupo de pessoas, esses pensamentos e desejos normais podem sair do controle, dominando sua vida e transformando-se em um conjunto de preocupações e rituais extremamente intensos e angustiantes, chamado de *transtorno obsessivo-compulsivo* (TOC).

A palavra "obsessão" é muitas vezes usada para denotar um interesse ávido por alguma coisa, mas aqui tem um significado específico e um pouco diferente. No TOC, as *obsessões* são pensamentos, imagens e impulsos perturbadores e indesejados que ocorrem constantemente, às vezes noite e dia. São tão perturbadores que as pessoas com TOC usam uma série de rituais elaborados e dispendiosos para tentar fazer com que desapareçam, ou para evitar o mal que parecem prenunciar. Esses rituais são chamados de *compulsões* e podem ser ações (verificar se sua casa está absolutamente limpa, por exemplo) ou pensamentos (por exemplo, repetir determinada expressão "neutralizadora" em sua mente).

(Aliás, o nome "transtorno obsessivo-compulsivo" é o resultado de um acordo. Quando o termo psiquiátrico alemão *Zwangvorstellung*, literalmente "pensamentos irresistíveis", foi traduzido para o inglês, os britânicos optaram por "obsessão" e os americanos, por "compulsão".)

Uma pessoa provavelmente será diagnosticada com TOC se:

- tem pensamentos, impulsos ou imagens inapropriados, indesejados e recorrentes;
- seus pensamentos, impulsos ou imagens são desesperadores, e não meras preocupações exageradas com problemas da vida real;
- tenta ignorar ou reprimir os pensamentos;
- reconhece que os pensamentos são produto de sua própria mente;
- tem pensamentos ou ações repetitivos e ritualistas (isto é, compulsões) em resposta a suas obsessões;
- suas compulsões visam a reduzir o sofrimento causado pelas obsessões, ou a evitar algum acontecimento temido, mas são excessivas e irrealistas;
- reconhece que as obsessões ou compulsões são irracionais (esse reconhecimento tende a ir e vir, dependendo de como a pessoa está se sentindo);
- suas obsessões ou compulsões causam sofrimento significativo, tomam mais de uma hora por dia, ou têm um impacto importante em sua vida cotidiana.

Em sua forma mais grave, o TOC pode ter um efeito devastador, tomando tanto tempo da pessoa que ela é incapaz de levar uma vida normal. Não é incomum que alguém com medo de contaminação, por exemplo, passe muitas horas se lavando e tomando banho todos os dias. Para que você tenha uma ideia de como o TOC pode chegar a ser grave, este é o transtorno de ansiedade que tem mais probabilidade de resultar em hospitalização.

Às vezes, existe uma conexão lógica entre uma compulsão e uma obsessão (por exemplo, lavar-se constantemente em decorrência do medo de pegar uma doença). Outras vezes, não há uma associação ou razão óbvia (por exemplo, uma pessoa pode realizar rituais de contagem para evitar que seus entes queridos se machuquem). A maioria das pessoas com obsessões também tem compulsões, mas estas podem ocorrer de maneira independente.

O TOC é uma categoria um tanto heterogênea, abarcando uma grande variedade de ansiedades e sintomas. Em um esforço de explicar essa diversidade, os cientistas identificaram cinco "dimensões":

Obsessão	Compulsão
Causar dano, ou não conseguir evitar dano	Verificar; procurar ter certeza
Simetria	Ordenar e contar
Contaminação	Lavar e limpar
Sexo, violência, religião	Várias
Acumular (obter e manter itens que parecem ter pouco ou nenhum valor para os demais)	Colecionar

Apesar desse esforço de impor ordem, o debate sobre o que deve ser classificado como TOC continua.

Alguns especialistas, por exemplo, argumentam que a obsessão por acumular é uma forma distinta de doença. Outros defendem que certas obsessões religiosas devem ser consideradas não um tipo de TOC, e sim um "transtorno de escrupulosidade".

Quão comum é o transtorno obsessivo-compulsivo?

Como vimos, os pensamentos intrusivos são normais e ocorrem em cerca de 80% das pessoas de tempos em tempos. Estima-se que, em média, uma pessoa tem 4 mil pensamentos por dia, a maioria dos quais dura cerca de cinco segundos. Aproximadamente 13% desses pensamentos (isto é, em torno de quinhentos) aparecem em nossa mente de maneira espontânea.

Por volta de 2-3% das pessoas desenvolvem TOC em algum momento da vida. O recente National Comorbidity Survey Replication (NCSR) estimou que 1,2% dos americanos entrevistados padeceram de TOC nos doze meses anteriores, enquanto 2,3% sofreram do transtorno em algum momento da vida. As formas mais comuns da doença eram verificar, acumular e ordenar. Em média, as obsessões tomavam 5,9 horas por dia, e as compulsões tomavam 4,6 horas. Considerando a quantidade de tempo consumido pelo TOC, não é de surpreender que quase dois terços dos que haviam padecido da doença no ano anterior relataram que esta interferia seriamente em sua vida cotidiana.

Como vimos, muitos transtornos de ansiedade parecem ser muito mais prevalentes em mulheres do que em homens. Esse contexto não é tão claro no caso do TOC; o NCSR relatou que as mulheres apresentam um risco significativamente maior do que os homens, mas outros estudos não encontraram diferenças de gênero.

O TOC pode se desenvolver em qualquer idade, mas na maioria das vezes ocorre no fim da adolescência ou no início da vida adulta (no NCSR, a idade média para o primeiro episódio era dezenove anos e meio).

O QUE CAUSA O TRANSTORNO OBSESSIVO-COMPULSIVO?

Perspectivas psicológicas

Até os anos 1970, a maioria dos profissionais de saúde mental examinava o TOC sob a ótica da psicanálise, que concebia as obsessões como irrupções de desejos profundos, instintivos e principalmente sexuais, e as compulsões como tentativas de controlar esses desejos. Persuadir uma pessoa com TOC a abandonar suas compulsões era visto como um meio garantido de levar o indivíduo à psicose (o termo técnico para insanidade).

Esse consenso começou a mudar com o trabalho inovador de psicólogos comportamentais como Stanley Rachman. Os behavioristas argumentavam que as obsessões surgem da ansiedade condicionada. Uma pessoa que aprende a temer a contaminação, por exemplo, pode ficar ansiosa só de pensar em sujeira. Quando ela se lava, sua ansiedade logo diminui. E, como se sente muito melhor ao se lavar, ela fará isso novamente da próxima vez em que se sentir ansiosa (este é um exemplo de *reforço positivo*).

Rachman e seus colegas demonstraram que não é necessário usar compulsões para reduzir a ansiedade desencadeada pelas obsessões. Naquele que é conhecido como tratamento de *exposição e prevenção de resposta*, os pacientes são ensinados a se abster de reagir compulsivamente. O que eles descobrem é que sua ansiedade diminuirá por si só. O ciclo debilitante de obsessão e compulsão é interrompido, e com frequência o que se segue é um alívio duradouro dos sintomas do TOC.

As teorias cognitivas sobre o TOC se baseiam nas descobertas das abordagens behavioristas. O principal modelo foi formulado por Paul Salkovskis, que afirma que o que distingue uma pessoa com TOC não são os impulsos desagradáveis e intrusivos – como vimos, quase todo mundo os vivencia –, mas, em vez disso, o modo como ela *interpreta* esses impulsos.

No cerne dessa interpretação está a ideia de que, como explica Salkovskis, "a pessoa pode ser, pode ter sido, ou pode vir a ser responsável pelo dano ou por sua prevenção" (seja com relação a si mesma ou com relação aos demais). Desse modo, um indivíduo com TOC pode acreditar que, se não se lavar ou limpar a casa constantemente, ele ou seus entes queridos virão a ter uma doença fatal. Uma pessoa perturbada por ideias de violência pode acreditar que tais pensamentos provam que ela é um perigo para os outros. E alguém que vê uma imagem de sua casa em chamas pode temer que isso é o que vai acontecer se ele não verificar repetidas vezes que os eletrodomésticos foram desligados. Salkovskis argumenta que essas sensações de responsabilidade geralmente são resultado de experiências nas primeiras etapas da vida – por exemplo, as atitudes com que fomos criados.

Compreensivelmente, tais sensações podem causar grande ansiedade. A pessoa com TOC tenta se livrar dessa ansiedade (e evitar o desastre que teme) por meio de suas compulsões. Infelizmente, embora uma compulsão possa trazer alívio a curto prazo, a longo prazo só serve para perpetuar e, de fato, aumentar a ansiedade. Há várias razões para isso:

- A compulsão chama a atenção da pessoa para o pensamento obsessivo, tornando mais provável que este se repita.
- As compulsões são uma espécie de comportamento de segurança. Como vimos, os comportamentos de segurança nos impedem de descobrir que nossa ansiedade é exagerada: alguém que evita o contato físico com outras pessoas porque tem medo de contaminação é incapaz de aprender que não se pode contrair uma doença com um aperto de mãos.
- As compulsões muitas vezes envolvem alvos não realistas. Independentemente das precauções que tomamos, nunca podemos ter certeza de que um acidente não ocorrerá. Não importa quanto tempo passemos lavando e limpando, a pureza imaculada é sempre uma ilusão. O desejo por certezas absolutas faz a pessoa com TOC sentir que sempre pode fazer mais – o que alimenta ainda mais sua ansiedade.
- Várias compulsões são inerentemente contraproducentes. Por exemplo, pessoas com TOC muitas vezes tentam reprimir suas obsessões. Contudo, ao tentar não pensar em alguma coisa, é provável que pensem *mais*, e não menos. (Experimente isto: tente não pensar em ursos brancos.) E há indícios de que indivíduos com TOC são menos capazes de reprimir pensamentos do que outras pessoas.
- Verificações repetitivas são uma característica comum de indivíduos com TOC. Porém, verificar não traz certeza: de fato, quanto mais uma pessoa (mesmo alguém sem problemas psicológicos) verifica

alguma coisa, menos certeza ela tem. Isso ocorre porque a verificação repetitiva reduz a vivacidade de nossa memória, mas não sua exatidão. Como nossa memória parece menos viva, desconfiamos dela – e, por isso, verificamos outra vez.

A terapia cognitivo-comportamental desenvolvida por Salkovskis e seus colegas ensina a pessoa com TOC a mudar o modo como interpreta seus pensamentos impulsivos – a considerá-los normais e sem maiores consequências, em vez de lembretes fatídicos de responsabilidade pessoal – e a abandonar as compulsões que alimentam sua ansiedade.

Perspectivas biológicas

Em termos neurológicos, o TOC é diferente dos outros transtornos de ansiedade. Como vimos no Capítulo 2, acredita-se que os transtornos de ansiedade estejam associados a problemas nas amígdalas cerebelosas, nos lobos frontais e/ou no hipocampo. O TOC, por outro lado, parece ser caracterizado por um mau funcionamento em um circuito que compreende o córtex órbito-frontal, o córtex do cíngulo anterior, o corpo estriado e o tálamo.

(Por sinal, acredita-se que a acumulação envolve diferentes áreas do cérebro – que é um dos motivos pelos quais os cientistas pensam que não deve ser categorizada como uma forma de TOC. De fato, a pesquisa realizada por David Mataix-Cols indica que compulsões como lavar, verificar e acumular envolvem "sistemas neurais distintos, mas parcialmente sobrepostos".)

Em casos de TOC especialmente graves – casos que não respondem à psicoterapia nem à medicação –, pode-se realizar uma cirurgia. (O TOC é o único transtorno de ansiedade a ser tratado por meio de neurocirurgia.) A operação, denominada cingulotomia, visa a interromper o circuito neural do TOC no cíngulo anterior. O índice de sucesso é moderado: um estudo de 44 pacientes operados no Hospital Geral de Massachusetts desde 1989 mostrou que 32% apresentaram melhora significativa, enquanto outros 14% mostraram melhora parcial. Alguns desses pacientes passaram por mais de uma cingulotomia.

O TOC parece ser prevalente em famílias, embora o índice de ocorrências seja baixo. Ter um parente em primeiro grau com TOC eleva de 3% para 7% o risco de desenvolver o transtorno. Considera-se que a hereditariedade genética seja modesta. São raros os estudos sobre gêmeos com TOC, mas alguns estudos realizados não encontraram indícios de hereditariedade. Por outro lado, um estudo sobre gêmeos com sintomas similares aos do TOC estimou a hereditariedade em 36%.

Perspectivas ambientais

Com os genes fazendo uma contribuição relativamente limitada para o TOC, os holofotes voltam-se para a influência do meio.

O TOC tem sido associado a experiências traumáticas na infância (em particular, abuso sexual), status socioeconômico relativamente baixo e pais hostis ou negligentes. No entanto, estas também são experiências que tornam uma pessoa vulnerável a transtornos de ansiedade em geral, e inclusive à depressão, a problemas com álcool e drogas e a uma série de distúrbios psiquiátricos. Continua a busca por influências do meio que sejam específicas ao TOC.

Capítulo 10

Transtorno de estresse pós-traumático

Entre os milhares de pessoas que se ofereceram para ajudar nas horas que se seguiram aos ataques terroristas ao World Trade Center em 11 de setembro de 2001, havia muitos médicos. O que eles vivenciaram foi tão perturbador que, quando abordados por pesquisadores dezoito meses depois, a maioria preferiu guardar seus pensamentos para si. Alguns, no entanto, concordaram em falar. Lynn de Lisi reuniu seus relatos:

> Uma médica em particular, uma psiquiatra [...] sentia culpa de sobrevivente e [achava] que precisava estar fazendo mais. Na época da entrevista, ela ainda se sentia irritada e um pouco distante das outras pessoas e tinha lembranças perturbadoras que persistiam.
>
> Outro médico disse que, depois do 11 de setembro, passou a consumir o dobro de álcool do que antes. Ele trabalhava em uma unidade de triagem próxima do World Trade Center como voluntário, cerca de dez horas por dia [...] Segundo declarou, sua memória mais terrível foi ver pessoas pulando das torres.

> Um médico era membro da equipe de psiquiatria em uma unidade hospitalar e passou a trabalhar mais horas após o 11 de setembro. Seu consumo de álcool aumentou depois dos ataques e, na época da entrevista, ele admitiu que ainda ficava preocupado com imagens dolorosas que invadiam seus pensamentos. Evitava participar de atividades que o lembrassem dos acontecimentos.

Contudo, não era necessário estar diretamente envolvido para padecer de problemas psicológicos. Muitos americanos, mesmo aqueles que moravam longe de Nova York, ficaram profundamente chocados. Dois meses depois do 11 de setembro, 17% das 1,3 mil pessoas entrevistadas nos Estados Unidos relataram sintomas associados a estresse pós-traumático. (Se ampliarmos essa amostra representativa, chegamos a um total de 45 milhões de pessoas sofrendo graves perturbações psicológicas em consequência dos ataques.) Com o passar do tempo, o número de pessoas que relatavam os sintomas diminuiu. Três anos depois, quando 1.950 indivíduos foram contatados pelos mesmos pesquisadores, 4,5% continuavam afetados.

Em geral, as pessoas com mais probabilidade de vir a ter problemas eram aquelas que:

- haviam testemunhado pessoalmente os ataques;
- haviam assistido à cobertura ao vivo na televisão;
- haviam sofrido traumas na infância ou depois do 11 de setembro;
- já sofriam de algum transtorno psicológico.

O QUE É TRANSTORNO DE ESTRESSE PÓS-TRAUMÁTICO?

Considerando a magnitude do horror infligido sobre os habitantes de Nova York em 11 de setembro, não é de surpreender que muitas pessoas – e sobretudo aquelas diretamente afetadas pela atrocidade – desenvolveram problemas psicológicos graves. No entanto, o transtorno de estresse pós-traumático (TEPT) costuma ser desencadeado por desastres mais comuns. O *Manual diagnóstico e estatístico* (*DSM*) da Associação Americana de Psiquiatria define um acontecimento traumático como aquele em que:

> a pessoa vivenciou, testemunhou ou foi confrontada com um ou mais eventos que envolveram morte ou grave ferimento, reais ou ameaçados, ou uma ameaça à integridade física, própria ou de outros.

Exemplos de traumas desse tipo incluem acidentes de trânsito graves, violência sexual, ataque físico, assalto ou roubo violento, morte repentina de um ente querido, combate militar, tortura, desastres naturais e ser diagnosticado com uma doença potencialmente fatal.

O TEPT é marcado por três tipos de sintomas (que devem persistir por mais de um mês):

- *Reviver o acontecimento traumático.* Isso pode assumir a forma de pesadelos ou flashbacks, quando a pessoa sente que está bem no meio do horror novamente. Pensamentos sobre o trauma são recorrentes, não importa o quanto a pessoa tente esquecer. Memórias dolorosas podem ser reavivadas por um detalhe ínfimo – talvez um som ou cheiro em particular, ou um lugar, ou o olhar no rosto de alguém.

- *Evitar qualquer lembrança do acontecimento traumático/sentir-se entorpecido.* A memória do trauma é tão perturbadora que a pessoa faz qualquer coisa para evitar desencadeá-la. Ela tenta reprimir pensamentos sobre o que aconteceu, fica longe de pessoas e lugares que possam lembrá-la do que aconteceu e não quer falar sobre a experiência. As pessoas com TEPT muitas vezes relatam que são emocionalmente anestesiadas ou "entorpecidas" – ao menos para emoções positivas, como felicidade. Elas podem tentar acabar com a ansiedade e depressão que sentem usando álcool ou drogas. (Alguns especialistas argumentam que o entorpecimento é diferente da evitação, sendo considerado outra categoria de sintoma.)
- *Sentir-se constantemente no limite.* Isso é que os psicólogos chamam de estado de *hiperexcitação*, o que significa estar sempre ansioso, irritado e tenso. As pessoas com TEPT estão sempre em alerta para qualquer lembrança do trauma: isso domina o seu mundo, noite e dia (sono conturbado é um sintoma típico do TEPT).

Como acontece com todos os diagnósticos psiquiátricos, muitas pessoas podem apresentar sintomas que não são suficientemente graves, persistentes ou numerosos para atender aos critérios oficiais, mas que ainda assim causam muito sofrimento. Alguns pesquisadores questionam a interpretação do *DSM* quanto ao que constitui um trauma, afirmando que acontecimentos negativos da vida cotidiana como doença crônica, divórcio ou desemprego podem desencadear sintomas de TEPT tanto quanto estupro, assalto, acidentes, e assim por diante.

Quão comum é o transtorno de estresse pós-traumático?

Um quadro confiável da prevalência de TEPT é fornecido pelo National Comorbidity Survey (NCS), que descobriu que cerca de 50% dos americanos entrevistados sofreram ao menos um trauma na vida e que 7,8% da amostra total desenvolve TEPT. O número não é muito diferente entre os jovens. Dos 10 mil adolescentes de treze a dezoito anos entrevistados para o estudo complementar do National Comorbidity Survey, 5% relataram ter sofrido TEPT, tendo sido 1,5% deles gravemente afetados.

Muitos tipos de trauma podem desencadear TEPT, mas alguns são mais influentes que outros. De acordo com o NCS, os traumas com mais probabilidade de resultarem em TEPT em mulheres são estupro, assédio sexual, agressão física, ser ameaçadas com uma arma e abuso físico na infância; em homens são estupro, exposição a combate, negligência e abuso físico na infância.

As mulheres entrevistadas no NCS tinham o dobro de probabilidade do que os homens de padecerem de TEPT, embora tivessem sofrido menos traumas. Isso é explicado apenas em parte pelo fato de que as mulheres têm mais probabilidade de vivenciar os tipos de trauma que costumam causar TEPT (estupro, por exemplo). Expostas ao mesmo tipo de trauma, as mulheres têm mais probabilidade do que os homens de padecerem TEPT – por razões ainda desconhecidas.

As pesquisas sobre TEPT nos países em desenvolvimento são escassas. Porém, uma equipe liderada por Joop de Jong investigou os índices desse problema em quatro dos países mais pobres e conflituosos do mundo: a Argélia, que foi palco de uma onda de violência aterradora depois que as eleições foram canceladas em 1991; o Camboja, que passou por uma guerra civil nos anos 1960 e então pelo regime assassino do Khmer Vermelho; a Etiópia, também devastada pela guerra civil; e Gaza, local de conflitos recorrentes desde a ocupação israelense em 1967. Seria de esperar que os índices de TEPT nesses países conturbados fossem mais altos que no Ocidente, e as pesquisas confirmam: 37,4% na Argélia (onde a violência continuava ocorrendo na época da pesquisa de Jong); 28,4% no Camboja; 15,8% na Etiópia e 17,8% em Gaza.

Ninguém recebeu um diagnóstico de TEPT até 1980, quando ele foi incluído pela primeira vez no *DSM.* Os efeitos psicológicos do combate eram conhecidos desde a Primeira Guerra Mundial, quando um grande número de soldados sofreu "trauma de guerra". Contudo, somente nos anos 1970 é que o TEPT foi reconhecido, em grande medida graças aos esforços das organizações de veteranos da Guerra do Vietnã – visto que houve milhares de casos decorrentes do conflito – e das organizações que trabalham com vítimas de estupros. Em 1990, estimou-se que mais de um milhão de veteranos americanos padeceram de TEPT em consequência de suas experiências no Vietnã, sendo que 479 mil ainda lutam contra o transtorno.

O QUE CAUSA O TRANSTORNO DE ESTRESSE PÓS-TRAUMÁTICO?

Perspectivas psicológicas

Em certo sentido, a causa do TEPT é óbvia: um trauma específico. Mas isso é apenas parte da explicação.

Por que algumas pessoas que são estupradas ou espancadas vêm a sofrer de TEPT e outras não?

Uma das tentativas da psicologia de responder a essa pergunta, talvez a mais influente, é a formulada por Anke Ehlers e David Clark.

A teoria é bem ilustrada por um estudo realizado por Ehlers e seus colegas. Durante seis meses, eles acompanharam o progresso de 147 pessoas que haviam se ferido em acidentes de trânsito. Duas semanas depois do acidente, 33 (22,4%) atendiam aos critérios para um diagnóstico de TEPT (exceto, é claro, a estipulação de que os sintomas durassem mais de um mês); seis meses depois, 17 (12,1%) continuavam afetadas.

Os indivíduos que desenvolveram TEPT tendiam a apresentar certas características em comum:

- *Antes do acidente:* um histórico de problemas emocionais e experiências traumáticas anteriores.
- *Durante o acidente:* um foco nas sensações evocadas pelo trauma, em vez de no significado do que estava acontecendo (isso é chamado de "processamento guiado por dados"); a sensação de que o acidente estava acontecendo com outra pessoa (uma carência de "pensamento autorreferente"); uma sensação de distanciamento ou entorpecimento, ou de que o acidente não foi real.
- *Após o acidente:* uma visão pessimista do trauma; uma incapacidade de lembrar com nitidez o que aconteceu; uma percepção de falta de apoio dos amigos e da família; pensamentos constantes sobre o acidente e suas consequências ou, ao contrário, evitação das lembranças; adoção de comportamentos de segurança (por exemplo, recusar-se a andar de carro).

Ehlers e Clark afirmam que o TEPT surge quando a pessoa acredita que, de alguma forma, *continua gravemente ameaçada* pelo trauma que sofreu. Por que alguém deveria presumir que ainda corre perigo por causa de algo que aconteceu há meses ou mesmo anos? Ehlers e Clark identificam dois fatores.

O primeiro é a interpretação negativa do trauma e dos sentimentos normais que se seguem, por exemplo:

- Nenhum lugar é seguro.
- Eu atraio desastres.
- Não consigo lidar com estresse.
- Vou ficar louco.
- Nunca vou conseguir superar isso.
- Não há ninguém com quem eu possa contar.

Essas interpretações podem fazer a pessoa se sentir em perigo *fisicamente* (o mundo parece fundamentalmente inseguro) ou *psicologicamente* (sua autoconfiança e sua sensação de bem-estar parecem ter sofrido um dano irreparável).

O segundo fator são os problemas com a memória do trauma. Devido ao modo como a pessoa reage durante o ocorrido, a memória não consegue adquirir um contexto e um significado adequados. Em consequência disso, esta se intromete o tempo todo, desencadeada automaticamente por um ínfimo detalhe que faça lembrar o trauma (uma cor, um cheiro, ou uma vaga semelhança física). Ehlers e Clark associam a memória traumática a:

> um armário em que muitas coisas foram enfiadas às pressas e de maneira desorganizada; por isso, é impossível fechar totalmente a porta e as coisas caem em momentos imprevistos.

(Em uma teoria relacionada, Chris Brewin afirma que o TEPT se desenvolve quando memórias inconscientes do trauma – que, em grande parte, compreendem informações sensoriais –, acessíveis em determinadas situações, não conseguem ser incorporadas em memórias conscientes, verbalmente acessíveis.)

O TEPT é mantido exatamente pelo tipo de comportamento adotado pelos indivíduos no estudo sobre acidentes de trânsito. Portanto, a terapia cognitiva visa a persuadir o paciente a abandonar esses comportamentos e a lidar com as crenças negativas e com as memórias incompletas que os provocam.

Perspectivas biológicas

O TEPT parece ser caracterizado por problemas no sistema límbico do cérebro e especificamente pela relação entre:

- as *amígdalas cerebelosas*, o repositório de memórias inconscientes do medo;
- o *córtex do cíngulo anterior* (CCA), que ajuda a controlar nossas reações de medo;
- o *hipocampo*, que armazena memórias contextuais (por exemplo, onde estávamos e o que estávamos fazendo quando algo assustador ocorreu) e pode, portanto, nos ajudar a avaliar se uma situação é realmente perigosa ou apenas lembra aspectos de uma situação ameaçadora anterior.

Nas pessoas que sofrem de TEPT, as amígdalas cerebelosas podem ser hiperativas e o CCA e o hipocampo, hipoativos. Na verdade, há indícios de que o CCA e o hipocampo são menores em pessoas com TEPT, embora não esteja claro se isso é causa ou consequência da doença. (De fato, talvez não todo o hipocampo seja afetado; pesquisas recentes salientaram atrofia em uma região específica do hipocampo em pessoas com TEPT.)

Sem a influência moderadora do CCA e do hipocampo, as amígdalas cerebelosas podem perceber ameaça onde não existe – uma característica do TEPT e dos transtornos de ansiedade em geral.

Tem-se sugerido que o hipocampo pode encolher por efeito do hormônio cortisol. O cortisol e substâncias neuroquímicas relacionadas são liberados através do eixo hipotálamo-pituitária-adrenal (HPA) a fim de preparar o corpo para reagir à potencial ameaça. Os cientistas estão investigando a ideia de que uma disfunção no eixo HPA pode exercer um papel importante no TEPT. Até agora, porém, nenhum padrão consistente foi identificado.

São escassos os estudos sobre a genética do TEPT. Os poucos que existem indicam uma hereditariedade moderada (em torno de 30-35%). Curiosamente, parece haver certa coincidência entre a suscetibilidade genética ao TEPT e a alguns tipos de trauma que desencadeiam a doença. Isso pode ser resultado da personalidade do indivíduo. Murray Stein e seus colegas têm especulado:

> a propensão genética de um indivíduo ao neuroticismo o levaria a sentir mais raiva e irritabilidade, tornando-o: 1) mais propenso a entrar em brigas (aumentando, assim, o risco de sofrer um trauma agressivo); e 2) mais propenso a ficar emocionalmente agitado em consequência de tal trauma (aumentando, assim, o risco de sintomas de TEPT).

Em alguns casos, portanto, a personalidade pode influenciar, em parte, a probabilidade de uma pessoa vivenciar um trauma e então desenvolver TEPT. Mas não devemos nos enganar: a maior parte dos acontecimentos traumáticos ocorre sem aviso prévio e independe da personalidade do indivíduo.

Capítulo 11

Tratamento

Por volta de um terço da população adulta relata sofrer de ansiedade, sendo que perto de um quinto tem problemas graves o suficiente para atender aos critérios para um transtorno clínico. E a ansiedade pode ser horrível, como assinalou Holly Golightly no Capítulo 1. A ansiedade, portanto, pode representar um grave problema. Como estamos nos saindo com as soluções?

De fato, determinar quais tratamentos são eficazes é, por si só, uma tarefa árdua e extremamente complexa. O indubitável "padrão de excelência" para a pesquisa clínica é o que se conhece por ensaios clínicos controlados e randomizados. Em tais estudos, os participantes são designados de maneira aleatória em um de no mínimo dois grupos. O primeiro grupo receberá um tratamento específico, e o segundo grupo receberá um não tratamento de "controle" (um placebo, por exemplo) ou um tratamento alternativo. (Às vezes, os experimentos avaliam dois ou mais tratamentos em comparação com o controle.) Alocar os participantes de maneira aleatória significa que a composição de cada grupo deve ser similar e, com base nos resultados, pode-se verificar se o tratamento ajudou, superando a recuperação natural.

Contudo, nem mesmo os ensaios clínicos controlados e randomizados são tão objetivos quanto se poderia pensar. É por isso que os pesquisadores são encorajados a seguir as diretrizes do CONSORT (Consolidated Standards of Reporting Trials), que estabelece um conjunto de normas para relatar ensaios clínicos. A última versão do CONSORT foi publicada em 2010, após sete anos de discussões, e é corroborada pelas principais publicações médicas (nas quais a maioria dos cientistas espera publicar os resultados obtidos).

Entre os inúmeros fatores que o CONSORT insta os pesquisadores a considerarem ao elaborar e relatar um ensaio clínico, estão: a natureza dos pacientes selecionados (por exemplo, quão grave é seu problema; quão duradouro é; se eles têm outros problemas); as técnicas usadas para alocar participantes aleatoriamente nos grupos de tratamento (há várias alternativas); a natureza do tratamento de controle; a composição e a qualidade do tratamento sendo testado; que tipos de resultados são medidos; se os assistentes de pesquisa e os pacientes não foram informados sobre o tratamento designado; o que fazer com pessoas que abandonam o ensaio clínico; a duração do acompanhamento depois que o tratamento é concluído; a análise estatística apropriada etc.

Infelizmente, nem todos os ensaios clínicos seguem as diretrizes do CONSORT – e elas nem sequer existiam até 1996. E mesmo os melhores ensaios clínicos só podem informar sobre durações ou dosagens de tratamentos específicos para determinado grupo e por um certo intervalo de tempo. Isso significa que há incertezas e lacunas no conhecimento. Por isso, os médicos estão sempre debatendo a questão: o que funciona para quem?

O QUE FUNCIONA?

Determinar a eficácia de tratamentos específicos, portanto, é uma tarefa extremamente ardilosa. E, no caso dos transtornos de ansiedade, não há um consenso.

O primeiro tratamento escolhido é a terapia psicológica – principalmente a terapia cognitivo-comportamental (TCC) e suas variantes. (Salientamos as bases teóricas da TCC nos capítulos sobre transtornos específicos.) A ansiedade ocorre quando acreditamos que uma situação é ameaçadora. O principal objetivo da TCC é testar a exatidão dessas crenças. Isso é alcançado por meio da exposição cuidadosa dos indivíduos às situações e sensações que eles temem, de tal modo que lhes permita aprender com a experiência. Quando os testes são realizados de maneira controlada, gradativa e adaptada a cada indivíduo, a pessoa descobre que na verdade está muito mais protegida do que pensava, e sua ansiedade diminui.

A ansiedade também é tratada com medicação. Para tratamentos de longo prazo, os antidepressivos ISRSs (como paroxetina) são preferidos. Porém, a curto prazo, medicamentos ansiolíticos (que combatem a ansiedade) específicos podem ser prescritos para ajudar o paciente a lidar com uma crise. Os ansiolíticos mais usados são as benzodiazepinas: elas tendem a atuar de maneira rápida e eficaz, mas podem levar à tolerância (o corpo acostuma-se aos efeitos da droga, demandando doses cada vez maiores) e à dependência –, daí a recomendação de que só sejam usadas por um breve período.

Os ganhos obtidos com a TCC às vezes são maiores, e normalmente duram mais, do que os produzidos pela medicação. Além disso, a medicação pode provocar efeitos colaterais – e livrar-se deles pode ser difícil.

É por isso que o Instituto Nacional de Saúde e Excelência Clínica do Reino Unido recomenda a TCC como a primeira linha de tratamento para todos os transtornos de ansiedade, com os ISRSs como segunda opção. (A seguir, examinaremos mais detalhadamente as várias alternativas de tratamento.)

Curiosamente, combinar terapia psicológica e medicação não parece trazer benefícios adicionais. De fato, em alguns casos (síndrome do pânico, por exemplo), a medicação pode inclusive interferir na terapia. Isso ocorre porque, para aprender que é capaz de lidar com a ansiedade em uma situação de exposição controlada, é necessário que você realmente *sinta* o seu medo – algo que o medicamento ansiolítico pretende, é claro, impedir.

Um avanço interessante, no entanto, é o uso de medicamentos para aumentar os efeitos da terapia psicológica. As pesquisas estão apenas começando, mas resultados promissores foram obtidos com "aceleradores cognitivos" como a cicloserina-D (fármacos que aceleram o aprendizado). A cicloserina-D parece acelerar o progresso feito quando indivíduos verificam a exatidão de seus pensamentos temerosos.

Que tratamentos as pessoas estão recebendo?

Como vimos, as diretrizes oficiais no Reino Unido defendem o uso de TCC para tratar transtornos de ansiedade. Porém, quantas pessoas com transtornos de ansiedade estão de fato recebendo TCC – ou qualquer outro tipo de tratamento?

Nem de longe o suficiente, pareceria ser a conclusão inevitável quando analisamos os dados de uma pesquisa realizada para o Serviço Nacional de Saúde do Reino Unido em 2007. Estes são os percentuais de pessoas que não recebem tratamento algum:

- transtorno de ansiedade generalizada: 66%;
- fobias: 43%;
- transtorno obsessivo-compulsivo: 69%;
- síndrome do pânico: 75%;
- transtorno misto de ansiedade e depressão: 85%.

Estes são os números para pessoas com transtornos de ansiedade tratadas apenas com medicação:

- transtorno de ansiedade generalizada: 18%;
- fobias: 23%;
- transtorno obsessivo-compulsivo: 12%;
- síndrome do pânico: 8%;
- transtorno misto de ansiedade e depressão: 11%.

E, a seguir, os números para pessoas com transtornos de ansiedade que estão recebendo algum tipo de aconselhamento ou terapia, com ou sem medicação (o percentual em negrito indica TCC):

- transtorno de ansiedade generalizada: 15%, **3%**;
- fobias: 34%, **11%**;
- transtorno obsessivo-compulsivo: 18%, **4%**;
- síndrome do pânico: 17%, **4%**;
- transtorno misto de ansiedade e depressão: 5%, **1%**.

Um dos motivos pelos quais a TCC é usada tão raramente é a carência de terapeutas capacitados. No Reino Unido, o governo vem tentando solucionar por meio do programa Improving Access to Psychological

Therapies, que foi lançado em 2007 com o objetivo de capacitar 3.600 novos terapeutas.

MEDICAÇÃO

São três os principais tipos de medicamentos usados para tratar a ansiedade: ISRSs, benzodiazepinas e betabloqueadores.

ISRSs

Você poderia ficar surpreso ao descobrir que a ansiedade é tratada com ISRSs (inibidores seletivos de recaptação de serotonina). Os ISRSs, afinal, são popularmente conhecidos como antidepressivos. Eles foram comercializados como antidepressivos quando apareceram no fim dos anos 1980. Contudo, sua capacidade de aliviar sensações de ansiedade fez deles a principal opção farmacêutica para esses transtornos. De fato, alguns especialistas afirmam que eles são mais eficazes para tratar a ansiedade do que a depressão.

Entre os ISRSs que costumam ser prescritos para problemas de ansiedade, estão a paroxetina, a venlafaxina e a sertralina. Ao contrário de outras opções de fármacos, eles geralmente levam algumas semanas para mostrar benefícios. Porém, quando os ISRSs entram em ação, podem reduzir a percepção de ameaça e estimular uma sensação de contentamento e tranquilidade. Não se sabe ao certo como fazem isso. Os ISRSs aumentam o nível de serotonina no cérebro, mas ainda não se compreende muito bem o que isso significa para a ansiedade. Conforme escreveu o psiquiatra David Healy: "Sabemos muita coisa sobre onde os fármacos atuam no cérebro, mas muito pouco sobre como eles atuam".

Benzodiazepinas

Como muitos outros fármacos, o sucesso das benzodiazepinas deve muito ao acaso. Um cientista chamado Leo Sternbach sintetizou o clorodiazepóxido em 1955 enquanto trabalhava para a gigante farmacêutica Hoffmann-La Roche, mas não encontrou nenhuma razão para continuar trabalhando na substância.

O clorodiazepóxido ficou esquecido no laboratório de Sternbach durante dois anos, até que um colega, Earl Reeder, resolveu dar uma olhada. Reeder ficou impressionado com os resultados, e a empresa logo viu o potencial dessa substância. O clorodiazepóxido, rebatizado de Librium, foi introduzido no mercado em 1960, seguido, poucos anos mais tarde, pelo diazepam (Valium).

As benzodiazepinas pareciam oferecer uma cura segura e de rápida ação para os efeitos da ansiedade, tornando-se incrivelmente populares. Talvez não seja de surpreender porque o público gostou tanto: as benzodiazepinas produzem uma sensação de relaxamento que lembra a sensação produzida pelo álcool. Elas fazem isso aumentando o efeito de uma substância neuroquímica chamada ácido gama-aminobutírico (GABA, na sigla em inglês), que nos relaxa quando estamos ansiosos.

Aos poucos, no entanto, percebeu-se que nem tudo eram rosas no jardim das benzodiazepinas. Efeitos colaterais desagradáveis eram comuns, e interromper o uso do medicamento podia resultar em sintomas de abstinência. De fato, as opiniões científicas e populares mudaram de maneira tão conclusiva que a marca Valium foi retirada do mercado.

As benzodiazepinas (também conhecidas como "tranquilizantes menores") continuam sendo prescritas com frequência para alguns problemas de ansiedade, embora só sejam recomendadas para uso a curto prazo: em geral, de duas a quatro semanas. As variedades comumente usadas incluem clordiazepóxido (Librium) e diazepam (o ex-Valium), lorazepam (Ativan), bromazepam (Lexotan), alprazolam (Xanan) e clorazepato (Tranxene).

Betabloqueadores

Nas Olimpíadas de Pequim em 2008, o competidor Kim Jong-su, da Coreia do Norte, foi o primeiro atirador a ser expulso dos Jogos Olímpicos após um resultado positivo para uma substância proibida. A substância em questão era a droga propranolol, um betabloqueador, e custou a Kim Jong-su suas medalhas de bronze e de prata.

Por que um atirador poderia ser tentado a ingerir um betabloqueador não é nenhum mistério. Esses fármacos – dos quais o propranolol foi o primeiro a ser desenvolvido no fim dos anos 1950 – evitam rapidamente muitos dos sintomas fisiológicos de ansiedade, como batimento cardíaco acelerado, perspiração e tremor.

Os betabloqueadores são prescritos principalmente para tratar problemas cardiovasculares, como pressão alta ou angina. Porém, acredita-se que são usados de maneira indiscriminada por músicos de orquestra e outros artistas para controlar o nervosismo. Embora os betabloqueadores possam ajudar com situações específicas a curto prazo, eles não são recomendados para tratamentos a longo prazo de transtornos de ansiedade.

Terapia cognitivo-comportamental

A TCC foi desenvolvida pelo psiquiatra americano Aaron Beck (nascido em 1921), inicialmente como tratamento para a depressão. Segundo o psicólogo Gillian Butler, a TCC "baseia-se no reconhecimento de que os pensamentos e os sentimentos estão intimamente relacionados. Se você *pensa* que algo vai dar errado, *sente* ansiedade; se *pensa* que tudo vai dar certo, *sente* mais confiança." Portanto, os terapeutas da TCC trabalham com os pacientes para identificar e avaliar pensamentos negativos e os comportamentos prejudiciais que muitas vezes decorrem disso.

A TCC não é um programa estritamente prescritivo. O modo como é aplicada à ansiedade (ou a qualquer outro problema) depende da natureza do transtorno e da pessoa que está sendo tratada. O tratamento baseia-se na construção de modelos detalhados que mostram como um transtorno é causado, mantido e superado. À medida que são feitas novas descobertas, o modelo é atualizado e a terapia evolui com ele.

(Por sinal, um dos problemas que costumam ser tratados com TCC é a *hipocondria*, que é o medo de estar sofrendo de uma doença grave. A hipocondria é muitas vezes chamada de "ansiedade de saúde". Os sistemas de classificação psiquiátrica, no entanto, não a categorizam como um transtorno de ansiedade, embora muitos especialistas acreditem que seria mais lógico classificá-la dessa maneira.)

No cerne da TCC para a ansiedade está a ideia de que o medo é um produto da *interpretação*. Temos medo não porque algo terrível está acontecendo, mas porque *acreditamos* que acontecerá no futuro. Para superar a ansiedade, você deve testar sua interpretação experimentando a situação que teme. E deve fazer isso sem adotar um dos comportamentos de segurança que normalmente adotaria para conseguir lidar com o seu medo. Se conseguir fazer isso, você descobrirá que seus medos são descabidos.

Por exemplo, uma pessoa com transtorno obsessivo-compulsivo que teme ser contaminada poderia ser encorajada a procurar lugares sujos e a resistir à compulsão de se lavar repetidas vezes em seguida, como normalmente faria. Uma pessoa com síndrome do pânico pode ser solicitada a visitar um lugar que evitaria e permanecer lá mesmo quando sentir as sensações de pânico. Se conseguir suportar o pânico, em vez de lutar contra isso, ela descobrirá que aquilo que temia – um ataque cardíaco, talvez, ou um desmaio – não ocorreu. E uma pessoa com fobia social pode ser convidada a assistir a vídeos de si mesma em uma situação social, uma vez adotando seus comportamentos de segurança (evitando contato visual, por exemplo, ou ensaiando cuidadosamente tudo o que vai dizer) e uma vez sem esses comportamentos. Ela poderá perceber que, na verdade, seus comportamentos de segurança não estão ajudando. Provavelmente, também descobrirá que se comunica muito melhor do que havia imaginado. A seguir, descreveremos com mais detalhes a TCC para tratar dois problemas diferentes.

Terapia cognitivo-comportamental para fobias

A TCC tem sido muito eficaz para lidar com uma ampla gama de fobias. Um exemplo notável é o programa desenvolvido por Lars-Göran Öst, professor de psicologia da Universidade de Estocolmo, para tratar pessoas com fobia de aranha. O programa é extremamente breve, compreendendo apenas uma avaliação de uma hora seguida de uma sessão de exposição de três horas.

Durante essas três horas, Öst guia o indivíduo por uma série de tarefas cada vez mais exigentes. Como é normal nas sessões de exposição da TCC, Öst modela para o paciente o comportamento solicitado. Deixar a pessoa ver exatamente o que está em jogo antes de encarar uma tarefa lhe dá calma e coragem.

Primeiro, a pessoa é instruída a capturar uma pequena aranha em uma tigela de vidro; depois, a tocar a aranha; e, por fim, a deixar a aranha caminhar por sua mão. Antes da segunda tarefa, a pessoa é indagada sobre o que espera que aconteça. Öst observa: “Quase a totalidade dos nossos pacientes responde que a aranha irá caminhar por suas mãos, subindo pelo braço e se enfiando debaixo da roupa”. Mas o indivíduo logo descobre que sua interpretação é equivocada: de fato, a aranha foge.

Depois de concluir as três tarefas, o paciente então as repete com uma série de aranhas cada vez maiores. No fim da sessão, a pessoa terá as duas aranhas maiores caminhando por suas mãos – uma conquista um tanto notável, considerando como ela se sentia com relação às aranhas apenas algumas horas antes.

Öst desenvolveu um tratamento similar para pessoas que têm fobia de sangue, injeção e ferimentos. Nesse caso, os pacientes são expostos a uma série de imagens cada vez mais sangrentas de feridas, operações e situações desse tipo. Contudo, essas fobias não são como as outras: em vez de a pressão sanguínea do indivíduo subir quando ele é confrontado com a situação ou o objeto temido, a pressão cai. Assim, para evitar que a pessoa desmaie quando vê sangue, Öst ensina a detectar os primeiros sinais de uma queda na pressão sanguínea e a reagir contraindo os músculos repetidas vezes. Essa "tensão aplicada" aumenta a pressão sanguínea do indivíduo, permitindo que ele prossiga com a tarefa de exposição.

Terapia cognitivo-comportamental para transtorno de estresse pós-traumático

Os tratamentos de ponta com TCC para transtorno de estresse pós-traumático têm, de modo geral, três objetivos:

- ajudar a pessoa a parar de reviver o trauma, abordando sua memória incompleta e caótica do ocorrido;
- mudar as visões negativas que a pessoa tem sobre o trauma e o que este significa para ela;
- ajudar a pessoa a parar de evitar lembranças do trauma, ou de embotar suas sensações com álcool ou drogas.

O tratamento envolve dez a doze sessões semanais de noventa minutos, seguidas de três sessões mensais complementares. Isso requer um comprometimento significativo de tempo (e emoção) por parte do paciente. Uma equipe de terapeutas renomados – Nick Grey, Freda McManus, Ann Hackmann, David Clark e Anke Ehlers – conduziu um curso intensivo de tratamento para TEPT, com sessões concentradas em uma única semana. Vejamos um exemplo.

Mark, um profissional de 31 anos, vinha sofrendo com pesadelos, flashbacks, raiva e depressão há nove meses, desde que sofrera um acidente de moto. Ele se sentia tão para baixo e perturbado que todos os dias pensava em suicídio.

Durante a primeira parte da semana, Mark foi encorajado a "reviver" o acidente em sua imaginação. Suas memórias mais perturbadoras foram a de resvalar pela avenida depois de ter sido atingido por um carro; a do ônibus agigantando-se, quando pensou que passaria por cima dele; e a de estar deitado no meio da avenida após o acidente. Acompanhando essas memórias, havia alguns pensamentos muito negativos. Mark acreditava, por exemplo, que sua vida estava "cheia de lixo" e que a imagem dele deitado sozinho no chão simbolizava seu isolamento geral.

À medida que as sessões avançaram, Mark foi auxiliado a preencher as lacunas em sua memória do trauma e a desafiar seus pensamentos negativos. Ele lembrou, por exemplo, que vários transeuntes foram solícitos e atenciosos e que ele esteve sozinho no chão por muito menos tempo do que havia imaginado. Por meio de discussões com o terapeuta, passou a ver que sua vida estava longe de ser tão desoladora quanto ele às vezes sentia que era e que não estava sozinho.

Mark também foi encorajado a voltar ao local do acidente – algo que sempre evitara. Ele começou a andar de moto novamente. E, pela primeira vez, conseguiu discutir a experiência com a namorada.

Uma semana após a terapia, os sintomas de Mark haviam melhorado consideravelmente. E os ganhos perduraram: dezoito meses depois, Mark continuava bem e desfrutando da vida.

Terapia cognitivo-comportamental com realidade virtual

A técnica da exposição na TCC funciona, mas tem seus contras. Suspeita-se, por exemplo, que algumas pessoas são tão relutantes em vivenciar a situação temida que não procuram tratamento. E como criar facilmente situações de exposição para alguém que tem medo de viajar de avião?

Uma solução é a TCC com realidade virtual. Nesse tipo de sessão, o indivíduo usa fones de ouvido especialmente projetados que o fazem imergir em uma representação gerada por computador de qualquer que seja o seu medo, complementada com sons e, às vezes, até mesmo com cheiros. A realidade virtual tem sido usada para tratar síndrome do pânico e fobia social, como também medo de avião, aranhas e altura, com eficácia similar à terapia de exposição "ao vivo". Nos Estados Unidos, a TCC com realidade virtual está sendo testada como uma possível terapia para veteranos que passaram a sofrer de transtorno de estresse pós-traumático depois de terem combatido no Irã e no Afeganistão.

Terapia cognitivo-comportamental de autoajuda

Basta olhar ao redor e qualquer livraria mediana lhe dirá que a autoajuda é um grande negócio. Mas "autoajuda" – e especificamente o material baseado em terapia cognitivo-comportamental – *realmente* ajuda?

Antes de responder a essa pergunta, vale observar que hoje em dia a autoajuda existe nas formas mais variadas. Há os livros tradicionais, que oferecem o que se conhece como *biblioterapia*, além de CD-ROMs, fitas de áudio e recursos online.

Não há dúvida quanto à demanda: muitos livros de autoajuda se tornaram best-sellers, e o Instituto Nacional de Saúde Mental dos Estados Unidos tem sete milhões de acessos mensais em seu website. Para muitas pessoas, a autoajuda é um método bem mais palatável de lidar com seus problemas psicológicos do que procurar aconselhamento de um profissional de saúde. E os próprios profissionais de saúde muitas vezes recomendam que seus pacientes consultem materiais de autoajuda como parte do tratamento.

Isso nos traz de volta à questão fundamental: a autoajuda baseada em TCC funciona? Há indícios de que pode funcionar, ao menos até certo ponto. Porém, tende a ser muito mais eficaz quando também há contribuição de um terapeuta em pessoa.

Estilo de vida

Se você está preocupado com seu nível de ansiedade, algumas poucas mudanças em seu estilo de vida podem, com o tempo, melhorar bastante o seu estado de ânimo.

Não são muitos os estudos controlados nessa área, mas há indícios de que a ansiedade pode ser aliviada por meio de:

- exercícios aeróbicos;
- dieta saudável;
- técnicas de relaxamento (em que você aprende a relaxar os músculos progressivamente);
- massagem;
- yoga;

- atenção plena (*mindfulness*, uma síntese do pensamento moderno ocidental e de antigas crenças e práticas budistas, em particular a meditação, que enfatiza aprender a viver o momento presente e a entender que seus pensamentos e sentimentos são temporários, transitórios, e não necessariamente um reflexo da realidade).

A diferença que os dois primeiros itens dessa lista podem fazer é bem-ilustrada por um estudo de dois anos com mais de 10 mil pessoas vivendo em algumas das áreas mais pobres do Reino Unido. Um grande aumento na quantidade de exercício físico praticada *ou* na quantidade de frutas e vegetais ingerida levou a melhoras significativas na saúde mental. Em particular, as pessoas relataram que se sentiam mais tranquilas e felizes.

A ansiedade pode causar grandes dificuldades para muitas pessoas. Porém, como vimos, hoje existem várias maneiras de lidar com a ansiedade problemática. Algumas são reconhecidas há séculos; algumas foram descobertas por acaso; e algumas das mais promissoras são baseadas nas pesquisas sobre as causas da ansiedade que descrevemos neste livro.

Apêndice

Questionários de autoavaliação e informações complementares

Este apêndice contém questionários de autoavaliação para:

- fobia social;
- transtorno de ansiedade generalizada (TAG);
- transtorno obsessivo-compulsivo (TOC);
- transtorno de estresse pós-traumático (TEPT).

É importante ter em mente que estes questionários não fornecem um diagnóstico definitivo – para isso, é necessário consultar um especialista. No entanto, indicam se poderia ser útil procurar ajuda profissional. Para mais informações sobre opções de tratamento, ver Capítulo 11.

Na seção de Leitura Complementar, há uma lista de livros e websites que fornecem mais informações sobre cada um dos seis principais transtornos psicológicos.

Fobia social

Responda o questionário a seguir com base em suas experiências no decorrer da última semana. Um total de 19 pontos ou mais é sinal de possível fobia social.

0 = Nem um pouco 1 = Um pouco
2 = Moderadamente 3 = Muito
4 = Muitíssimo

1. Tenho medo de pessoas em posição de autoridade.	0	1	2	3	4
2. Fico incomodado(a) de corar na frente dos outros.	0	1	2	3	4
3. Festas e eventos sociais me assustam.	0	1	2	3	4
4. Evito falar com pessoas que não conheço.	0	1	2	3	4
5. Ser criticado(a) me assusta muito.	0	1	2	3	4
6. Evito fazer coisas ou falar com pessoas por medo de passar vergonha.	0	1	2	3	4
7. Suar na frente dos outros me deixa angustiado(a).	0	1	2	3	4
8. Evito ir a festas.	0	1	2	3	4
9. Evito atividades em que sou o centro das atenções.	0	1	2	3	4
10. Falar com estranhos me assusta.	0	1	2	3	4
11. Evito ter de fazer discursos.	0	1	2	3	4
12. Eu faria qualquer coisa para evitar ser criticado(a).	0	1	2	3	4
13. Palpitações me incomodam quando estou perto dos outros.	0	1	2	3	4

14. Tenho medo de fazer algo quando pode haver pessoas observando.	0	1	2	3	4
15. Meus maiores medos são passar vergonha ou parecer estúpido(a).	0	1	2	3	4
16. Evito falar com qualquer pessoa em posição de autoridade.	0	1	2	3	4
17. Tremer na frente dos outros me deixa angustiado(a).	0	1	2	3	4

Transtorno de ansiedade generalizada

Se você desconfia que seu nível de preocupação pode estar fora de controle, tente responder o Questionário de Preocupação do Estado da Pensilvânia.

Para cada uma das seguintes afirmações, indique o quão típicas ou características elas são para você em uma escala de 1 a 5.

1	2	3	4	5
Nem um pouco típica		Um pouco típica		Muito típica

1. Se não tenho tempo de fazer tudo, não me preocupo.	1	2	3	4	5
2. Minhas preocupações me oprimem.	1	2	3	4	5
3. Não tendo a me preocupar com as coisas.	1	2	3	4	5
4. Muitas situações me causam preocupação.	1	2	3	4	5

5. Sei que não deveria me preocupar com as coisas, mas simplesmente não consigo evitar.	1	2	3	4	5
6. Quando estou sob pressão, fico muito preocupado(a).	1	2	3	4	5
7. Estou sempre preocupado(a) com alguma coisa.	1	2	3	4	5
8. Tenho facilidade para me desligar de minhas preocupações.	1	2	3	4	5
9. Assim que termino uma tarefa, começo a me preocupar com outra coisa.	1	2	3	4	5
10. Nunca me preocupo com nada.	1	2	3	4	5
11. Quando não há mais nada que eu possa fazer a respeito de um problema, paro de me preocupar.	1	2	3	4	5
12. Sempre fui uma pessoa preocupada.	1	2	3	4	5
13. Percebo que venho tendo preocupações.	1	2	3	4	5
14. Quando começo a me preocupar, não consigo parar.	1	2	3	4	5
15. Estou o tempo todo preocupado(a).	1	2	3	4	5
16. Eu me preocupo com os projetos até que eles tenham terminado.	1	2	3	4	5

Questionário de Preocupação do Estado da Pensilvânia: MEYER, T. J.; MILLER, M. L.; METZGER, R. L.; BORKOVEC, T. D. Development and validation of the Penn State Worry Questionnaire. *Behaviour Research and Therapy*, v. 28, p. 487-495, 1990.

Agora some os pontos para cada afirmação. As perguntas 3, 8, 10 e 11 têm *pontuação inversa*: se, por exemplo, você responder 5, para os propósitos da pontuação o item é contado como 1. As pontuações podem variar de 18 a 80.

As pessoas com problemas de ansiedade normalmente têm pontuação acima de 50. Uma pontuação superior a 60 pode indicar TAG.

Transtorno obsessivo-compulsivo

Ao responder as perguntas a seguir, pense em suas experiências no decorrer do último mês.

0 = Nem um pouco　　1 = Um pouco
2 = Moderadamente　　3 = Muito
4 = Muitíssimo

1. Acumulei tantas coisas que elas ficam no meu caminho.	0	1	2	3	4
2. Verifico as coisas com mais frequência do que o necessário.	0	1	2	3	4
3. Fico aflito(a) se os objetos não estão devidamente organizados.	0	1	2	3	4
4. Eu me sinto compelido(a) a contar quando estou fazendo coisas.	0	1	2	3	4
5. Tenho dificuldade de tocar um objeto quando sei que foi tocado por estranhos ou por certas pessoas.	0	1	2	3	4
6. Tenho dificuldade de controlar meus próprios pensamentos.	0	1	2	3	4

7. Coleciono coisas de que não preciso.	0	1	2	3	4
8. Verifico portas, janelas, gavetas, etc., repetidas vezes.	0	1	2	3	4
9. Fico aflito(a) se alguém muda o modo como organizei as coisas.	0	1	2	3	4
10. Sinto que preciso repetir certos números.	0	1	2	3	4
11. Às vezes, preciso me lavar ou me limpar simplesmente porque me sinto contaminado(a).	0	1	2	3	4
12. Fico aflito(a) com pensamentos desagradáveis que me vêm à mente contra minha vontade.	0	1	2	3	4
13. Evito jogar coisas fora porque tenho medo de precisar delas algum dia.	0	1	2	3	4
14. Verifico repetidas vezes se as torneiras de gás e de água estão fechadas e se os interruptores estão desligados.	0	1	2	3	4
15. Preciso que as coisas estejam organizadas em uma ordem específica.	0	1	2	3	4
16. Sinto que há números bons e ruins.	0	1	2	3	4
17. Lavo as mãos com mais frequência e por mais tempo do que o necessário.	0	1	2	3	4

18. Frequentemente tenho pensamentos desagradáveis e tenho dificuldade para me livrar deles.	0	1	2	3	4

Questionário reproduzido com permissão de Edna B. Foa, 2002.

Some seus pontos. Um total de 21 ou mais indica possível TOC.

Transtorno de estresse pós-traumático

Para este questionário, baseie suas respostas em sua reação ao evento traumático no decorrer dos últimos sete dias.

Conforme vimos no Capítulo 10, há três tipos principais de sintomas de TEPT:

- A sensação de *reviver o evento traumático* é medida pelos itens 1, 2, 3, 6, 9, 14, 16, 20. A pontuação pode variar de 0 a 32.
- A sensação de *evitação ou entorpecimento* é medida pelos itens 5, 7, 8, 11, 12, 13, 17, 22. A pontuação também pode variar de 0 a 32.
- A sensação de *estar constantemente no limite* é medida pelos itens 4, 10, 15, 18, 19, 21. A pontuação pode variar de 0 a 24.

Quanto maior a pontuação, maior a probabilidade de que você esteja sofrendo de TEPT. Alguns especialistas estimam que um total de 30 pontos ou mais para todo o questionário indica possível TEPT; porém, como com todos os questionários neste Apêndice, um diagnóstico só pode ser feito por um especialista após uma avaliação detalhada.

0 = Nem um pouco 1 = Um pouco
2 = Moderadamente 3 = Muito
4 = Muitíssimo

1. Qualquer lembrança trazia de volta os sentimentos sobre isso.	0	1	2	3	4
2. Tive o sono conturbado.	0	1	2	3	4
3. Outras coisas fizeram com que eu continuasse pensando nisso.	0	1	2	3	4
4. Eu me senti irritável e agressivo(a).	0	1	2	3	4
5. Tentei não me deixar perturbar ao pensar nisso ou ser lembrado disso.	0	1	2	3	4
6. Pensei sobre isso mesmo sem querer.	0	1	2	3	4
7. Senti como se isso não tivesse acontecido ou como se não fosse real.	0	1	2	3	4
8. Mantive distância de tudo o que me lembrasse isso.	0	1	2	3	4
9. Imagens disso pipocaram na minha cabeça.	0	1	2	3	4
10. Estive nervoso(a) e me assustei facilmente.	0	1	2	3	4
11. Tentei não pensar nisso.	0	1	2	3	4

12. Tive consciência de que ainda tinha sentimentos sobre isso, mas não lidei com eles.	0	1	2	3	4
13. Meus sentimentos sobre isso estavam um tanto entorpecidos.	0	1	2	3	4
14. Eu me vi agindo ou sentindo como se estivesse de volta àquele momento.	0	1	2	3	4
15. Tive dificuldade para pegar no sono.	0	1	2	3	4
16. Tive ondas de sentimentos intensos sobre isso.	0	1	2	3	4
17. Tentei tirar isso da memória.	0	1	2	3	4
18. Tive dificuldade para me concentrar.	0	1	2	3	4
19. Lembrar disso me fazia ter reações físicas, como sudorese, dificuldade para respirar, náusea ou palpitações.	0	1	2	3	4
20. Tive sonhos com isso.	0	1	2	3	4
21. Eu me senti alerta e prevenido(a).	0	1	2	3	4
22. Tentei não falar sobre isso.	0	1	2	3	4

Escala de Impacto do Evento – Revisada © WEISS, D. S.; MARMAR, C. R. (1997).

Créditos do Apêndice

Questionário sobre fobia social reproduzido de Connor, K.; Davidson, J.; Churchill L.; Sherwood, A.; Weisler, R.; Foa, E. Psychometric properties of the Social Phobia Inventory. *British Journal of Psychiatry*, v. 176, p. 379-386, 2000, com permissão do Royal College of Psychiatrists © 2000 The Royal College of Psychiatrists.

Questionário sobre transtorno de ansiedade generalizada reproduzido de Meyer, T. J.; Metzger, R. L.; Borkovec, T. D. Development and validation of the Penn State Worry Questionnaire. *Behaviour Research and Therapy*, v. 28, p. 487-495, 1990, com permissão de © Elsevier.

Questionário sobre transtorno obsessivo-compulsivo reproduzido com permissão da professora Edna B. Foa (2002).

Questionário sobre transtorno de estresse pós-traumático reproduzido de Weiss, D. S.; Marmar, C. R. The Impact of Event Scale – Revised. In: Wilson, J.; Keane, T. M. (orgs.). *Assessing Psychological Trauma and PTSD*. Nova York: Guilford, 1997, p. 399-411, com permissão dos professores Daniel S. Weiss e Charles Marmar.

Referências

Capítulo 1

American Psychiatric Association. *Manual diagnóstico e estatístico de transtornos mentais*. Texto revisado. Trad. Cláudia Dornelles. 4. ed. Porto Alegre: Artmed, 2002.

Arrindell, W. A.; Emmelkamp, P. M. G.; Van der Ende, J. Phobic Dimensions – I. Reliability and Generalizability across Samples, Gender and Nations. *Advances in Behaviour Research and Therapy*, v. 6, p. 207-254, 1984.

Banse, R.; Scherer, K. R. Acoustic Profiles in Vocal Emotion Expression. *Journal of Personality and Social Psychology*, v. 70, p. 614-636, 1996.

Barlow, D. H. *Anxiety and its Disorders*. 2. ed. Nova York: Guilford Press, 2002.

Berrios, G.; Porter, R. (orgs.). *Uma história da psiquiatria clínica, v. I: a origem dos transtornos psiquiátricos*. Trad. Lazslo Antonio Ávila. São Paulo: Escuta, 2012.

Dalgleish, T.; Power, M. *Handbook of Cognition and Emotion*. Chichester: Wiley, 1999.

Darwin, C. (1872). *A expressão das emoções no homem e nos animais*. Trad. Leon de Souza Lobo Garcia. São Paulo: Companhia de Bolso, 2009.

Edelmann, R. J. *Anxiety*. Chichester: Wiley, 1992.

Ekman, P. An Argument for Basic Emotions. *Cognition and Emotion*, v. 6, p. 169-200, 1992.

Hertenstein, M.; Keltner, D.; App, B.; Bulleit, B. A.; Jaskolka, A. R. Touch Communicates Distinct Emotions. *Emotion*, v. 6, p. 528-533, 2006.

Kessler, R. C.; Chiu, W. T.; Demler, O.; Walters, E. E. Prevalence, Severity, and Comorbidity of 12-Month DSM-IV Disorders in the National Comorbidity Survey Replication. *Archives of General Psychiatry*, v. 62, p. 617-627, 2005.

Lewis, A. The Ambiguous Word "Anxiety". *International Journal of Psychiatry*, v. 9, p. 62-79, 1970.

Oatley, K.; Keltner, D.; Jenkins, J. M. *Compreender as emoções*. Lisboa: Instituto Piaget, 2003.

Power, M.; Dalgleish, T. *Cognition and Emotion: From Order to Disorder*. Hove: Psychology Press, 1997.

Rachman, S. *Anxiety*. 2. ed. Hove e Nova York: Psychology Press, 2004.

Susskind, J. M.; Lee, D. H.; Cusi, A.; Feiman, R.; Grabski, W.; Anderson, A. K. Expressing Fear Enhances Sensory Acquisition. *Nature Neuroscience*, v. 11, p. 843-850, 2008.

Tuma, A. H.; Maser, J. D. (orgs.). *Anxiety and the Anxiety Disorders*. Nova Jersey: Lawrence Erlbaum Associates, 1985.

Capítulo 2

Barlow, D. H. *Anxiety and its Disorders*. 2. ed. Nova York: Guilford Press, 2002.

Barlow, D. H.; Durand, V. M. *Psicopatologia – uma abordagem integrada.* Trad. Roberto Galman. 4. ed. São Paulo: Cengage, 2011.

Beck, A. T.; Emery, G. *Anxiety Disorders and Phobias: A Cognitive Perspective*. Cambridge, MA: Basic Books, 1985.

BISHOP, S. J. Neurocognitive Mechanisms of Anxiety: An Integrative Approach. *Trends in Cognitive Sciences*, v. 11, p. 307-316, 2007.

BRITTON, J. C.; RAUCH, S. L. Neuroanatomy and Neuroimaging of Anxiety Disorders. In: ANTONY, M. M.; STEIN, M. B. (orgs.). *Oxford Handbook of Anxiety and Related Disorders*. Nova York: Oxford University Press, 2009.

CANNISTRARO, P. A.; RAUCH, S. L. Neural Circuitry of Anxiety: Evidence from Structural and Functional Neuroimaging Studies. *Psychopharmacology Bulletin*, v. 37, p. 8-25, 2003.

CHARNEY, D. C.; NESTLER, E. J. *Neurobiology of Mental Illness*. 2. ed. Nova York: Oxford University Press, 2004.

CLARK, D. A.; BECK, A. T. *Terapia cognitiva para os transtornos de ansiedade*. Trad. Maria Cristina Monteiro. Porto Alegre: Artmed, 2012.

CLARK, D. M. Anxiety Disorders: Why They Persist and How to Treat Them. *Behaviour Research and Therapy*, v. 37, p. S5-27, 1999.

DAMASIO, A. R.; GRABOWSKI, T. J.; BECHARA, A.; DAMASIO, H.; PONTO, L. L. B.; PARVIZI, J.; HICHWA, R. D. Subcortical and Cortical Brain Activity during the Feeling of Self-generated Emotions. *Nature Neuroscience*, v. 3, p. 1049-1056, 2000.

EDELMANN, R. J. *Anxiety*. Chichester: Wiley, 1992.

FREUD, S. (1895). Sobre os fundamentos para destacar da neurastenia uma síndrome específica intitulada "Neurose de Angústia". In: *Edição standard brasileira das obras psicológicas completas de Sigmund Freud, v. 3 – Primeiras publicações psicanalíticas (1893-1899).* Trad. Margarida Salomão. Rio de Janeiro: Imago, 2006.

FREUD, S. (1933). Angústia e instintos. In: *Obras completas, v. 18 – O mal-estar na civilização, Novas conferências introdutórias e outros textos (1930-1936)*. Trad. Paulo César de Souza. São Paulo: Companhia das Letras, 2010.

GRAY, J. A.; MCNAUGHTON, N. *The Neuropsychology of Anxiety*. 2. ed. Oxford: Oxford University Press, 2000.

HOLMES, E. A.; MATHEWS, A. Mental Imagery and Emotion: A Special Relationship? *Emotion*, v. 5, p. 489-497, 2005.

LEDOUX, J. *O cérebro emocional*. Trad. Terezinha Batista dos Santos. 2. ed. São Paulo: Objetiva, 1998.

MATHEWS, A.; RICHARDS, A.; EYSENCK, M. Interpretation of Homophones Related to Threat in Anxiety States. *Journal of Abnormal Psychology*, v. 98, p. 31-34, 1989.

MOWRER, O. H. A Stimulus-Response Analysis of Anxiety and Its Role as a Reinforcing Agent. *Psychological Review*, v. 46, p. 553-565, 1939.

OATLEY, K.; KELTNER, D.; JENKINS, J. M. *Compreender as emoções*. Lisboa: Instituto Piaget, 2003.

RACHMAN, S. *Anxiety*. 2. ed. Hove e Nova York: Psychology Press, 2004.

ROSE, S. Self Comes to Mind: Constructing the Conscious Brain by Antonio Damasio. *The Guardian*, 12 fev. 2011.

SALKOVSKIS, P. (org.). *Fronteiras da terapia cognitiva*. Trad. Ana Maria Serra. 2. ed. São Paulo: Casa do Psicólogo, 2012.

SHEEHY, N. *50 grandes psicólogos: suas ideias, suas influências*. Trad. Mauro de Campos Silva. São Paulo: Contexto, 2006.

WATSON, J.; RAYNOR, R. Conditioned Emotional Reactions. *Journal of Genetic Psychology*, v. 37, p. 394-419, 1920.

Capítulo 3

BARLOW, D. H. *Anxiety and its Disorders*. 2. ed. Nova York: Guilford Press, 2002.

BARLOW, D. H.; DURAND, V. M. *Psicopatologia – uma abordagem integrada*. Trad. Roberto Galman. 4. ed. São Paulo: Cengage, 2011.

CASPI, A.; MOFFITT, T. E. Gene-Environment Interactions in Psychiatry: Joining Forces with Neuroscience. *Nature Reviews Neuroscience*, v. 7, p. 583-590, 2006.

CLARK, D. A.; BECK, A. T. *Terapia cognitiva para os transtornos de ansiedade*. Trad. Maria Cristina Monteiro. Porto Alegre: Artmed, 2012.

ELEY, T. C.; GREGORY, A. M.; LAU, J. Y. F.; MCGUFFIN, P.; NAPOLITANO, M.; RIJSDIJK, F.; CLARK, D. M. In the Face of Uncertainty: A Twin Study of Ambiguous Information, Anxiety and Depression in Children. *Journal of Abnormal Child Psychology*, v. 36, p. 55-65, 2008.

ELEY, T. C.; GREGORY, A. M.; CLARK, D. M.; EHLERS, A. Feeling Anxious: A Twin Study of Panic/Somatic Ratings, Anxiety Sensitivity and Heartbeat Perception in Children. *Journal of Child Psychology and Psychiatry*, v. 48, p. 1184-1191, 2007.

GERULL, F. C.; RAPPE, R. M. Mother Knows Best: Effects of Maternal Modeling on the Acquisition of Fear and Avoidance Behavior in Toddlers. *Behaviour Research and Therapy*, v. 40, p. 279-287, 2002.

GELERNTER, J.; STEIN, M. B. Heritability and Genetics of Anxiety Disorders. In: ANTONY, M. M.; STEIN, M. B. (orgs.). *Oxford Handbook of Anxiety and Related Disorders*. Nova York: Oxford University Press, 2009.

HUDSON, J. L.; RAPEE, R. M. Familial and Social Environments in the Etiology and Maintenance of Anxiety Disorders. In: ANTONY, M. M.; STEIN, M. B. (orgs.). *Oxford Handbook of Anxiety and Related Disorders*. Nova York: Oxford University Press, 2009.

HETTEMA, J. M.; AN, S. S.; NEALE, M. C.; BUKSZAR, J.; VAN DEN OORD, E. J.; KENDLER, K. S.; CHEN, X. Association Between Glutamic Acid Decarboxylase Genes and Anxiety Disorders, Major Depression, and Neuroticism. *Molecular Psychiatry*, v. 11, p. 752-762, 2006.

HETTEMA, J. M.; NEALE, M. C.; KENDLER, K. S. A Review and Meta-Analysis of the Genetic Epidemiology of Anxiety Disorders. *American Journal of Psychiatry*, v. 158, p. 1568-1578, 2001.

LEDOUX, J. *O cérebro emocional*. Trad. Terezinha Batista dos Santos. 2. ed. São Paulo: Objetiva, 1998.

PLAISIER, I.; DE BRUIJN, J. G. M.; DE GRAAF, R.; TEN HAVE, M.; BEEKMAN, A. T. F.; PENNINX, B. W. J. H. The Contribution of Working Conditions and Social Support to the Onset of Depressive and Anxiety Disorders among Male and Female Employees. *Social Science and Medicine*, v. 64, p. 401-410, 2007.

PLOMIN, R.; DEFRIES, J. C.; MCCLEARN, G. E.; MCGUFFIN, P. *Genética do comportamento*. Trad. Sandra Maria Mallmann da Rosa. 5. ed. Porto Alegre: Artmed, 2011.

POULTON, R.; ANDREWS, G.; MILLICHAMP, J. Gene-Environment Interaction and the Anxiety Disorders. *European Archives of Psychiatry and Clinical Neuroscience*, v. 258, p. 65-68, 2008.

SMOLLER, J. W.; GARDNER-SCHUSTER, E.; MISIASZEK, M. Genetics of Anxiety. *Depression and Anxiety*, v. 25, p. 368-377, 2008.

STEIN, M. B.; SCHORK, N. J.; GELERNTER, J. Gene-by--Environment (Serotonin Transporter and Childhood Maltreatment) Interaction for Anxiety Sensitivity, an Intermediate Phenotype for Anxiety Disorders. *Neuropsychopharmacology*, v. 33, p. 312-319, 2008.

STEIN, M. B.; WALKER, J. R.; ANDERSON, G.; HAZEN, A. L.; ROSS, C. A.; ELDRIDGE, G.; FORDE, D. R. Childhood Physical and Sexual Abuse in Patients with Anxiety Disorders in a Community Sample. *American Journal of Psychiatry*, v. 153, p. 275-277, 1996.

WARREN, S. L.; HUSTON, L.; EGELAND, B.; SROUFE, L. A. Child and Adolescent Anxiety Disorders and Early Attachment. *Journal of the American Academy of Child and Adolescent Psychiatry*, v. 36, p. 637-644, 1997.

Capítulo 4

SMITS, J. A. J.; BERRY, A. C.; ROSENFIELD, D.; POWERS, M. B.; BEHAR, E.; OTTO, M.W. Reducing Anxiety Sensitivity with Exercise. *Depression and Anxiety*, v. 25, p. 689-699, 2008.

SPURR, J. M.; STOPA, L. Self-focused Attention in Social Phobia and Social Anxiety. *Clinical Psychology Review*, v. 22, p. 947-975, 2002.

WILSON, J. *Inverting the Pyramid: The History of Football Tactics*. Londres: Orion, 2008.

Capítulo 5

American Psychiatric Association. *Manual diagnóstico e estatístico de transtornos mentais*. Texto revisado. Trad. Cláudia Dornelles. 4. ed. Porto Alegre: Artmed, 2002.

BARLOW, D. H. *Anxiety and its Disorders*. 2. ed. Nova York: Guilford Press, 2002.

COOK, M.; MINEKA, S. Selective Associations in the Observational Conditioning of Fear in Rhesus Monkeys. *Journal of Experimental Psychology: Animal Behavior Processes*, v. 16, p. 372-389, 1990.

CURTIS, G. C.; MAGEE, W. J.; EATON, W. W.; WITTCHEN, H.-U.; KESSLER, R. C. Specific Fears and Phobias: Epidemiology and Classification. *British Journal of Psychiatry*, v. 173, p. 212-217, 1998.

DAVEY, G. *Psychopathology: Research, Assessment, and Treatment in Clinical Psychology*. Chichester: Wiley-Blackwell, 2008.

DOOGAN, S.; THOMAS, G. V. Origins of Fear of Dogs in Adults and Children: The Role of Conditioning Processes and Prior Familiarity with Dogs. *Behaviour Research and Therapy*, v. 30, p. 387-394, 1992.

HETTEMA, J. M.; ANNAS, P.; NEALE, M. C.; KENDLER, K. S.; FREDRIKSON, M. A Twin Study of the Genetics of Fear Conditioning. *Archives of General Psychiatry*, v. 60, p. 702-708, 2003.

JONES, M. K.; MENZIES, R. G. Danger Expectancies, Self-Efficacy, and Insight in Spider Phobia. *Behaviour Research and Therapy*, v. 38, p. 585-600, 2000.

KENDLER, K. S.; MYERS, J.; PRESCOTT, C. A.; NEALE, M. C. The Genetic Epidemiology of Irrational Fears and Phobias in Men. *Archives of General Psychiatry*, v. 58, p. 257-265, 2001.

KESSLER, R. C.; MCGONAGLE, K. A.; ZHAO, S.; NELSON, C. B.; HUGHES, M.; ESHLEMAN, S., WITTCHEN,

H.-U.; KENDLER, K. S. Lifetime and 12-Month Prevalence of DSM-III-R Psychiatric Disorders in the United States. *Archives of General Psychiatry*, v. 51, p. 8-19, 1994.

KESSLER, R. C.; CHIU, W. T.; DEMLER, O.; WALTERS, E. E. Prevalence, Severity, and Comorbidity of 12-Month DSM-IV Disorders in the National Comorbidity Survey Replication. *Archives of General Psychiatry*, v. 62, p. 617-627, 2005.

LEDOUX, J. Fear and the Brain: Where Have We Been and Where Are We Going? *Biological Psychiatry*, v. 44, p. 1229-1238, 1998.

MCLEAN, C. P.; ANDERSON, E. R. Brave Men and Timid Women? A Review of the Gender Differences in Fear and Anxiety. *Clinical Psychology Review*, v. 29, p. 496-505, 2009.

MCMANUS, S.; MELTZER, H.; BRUGHA, T.; BEBBINGTON, P.; Jenkins, R. (orgs.). *Adult Psychiatric Morbidity in England, 2007: Results of a Household Survey*. NHS Information Centre for Health and Social Care, 2009.

MCNALLY, R. J. Atypical Phobias. In: DAVEY, G. C. L. (org.). *Phobias: A Handbook of Theory, Research and Treatment*. Chichester: Wiley, 1997.

ÖHMAN, A.; MINEKA, S. Fears, Phobias, and Preparedness: Toward an Evolved Module of Fear and Fear Learning. *Psychological Review*, v. 108, p. 483-522, 2001.

ÖST, L.-G.; HUGDAHL, K. Acquisition of Phobias and Anxiety Response Patterns in Clinical Patients. *Behaviour Research and Therapy*, v. 19, p. 439-447, 1981.

PIERCE, K. A.; KIRKPATRICK, D. R. Do Men Lie on Fear Surveys? *Behaviour Research and Therapy*, v. 30, p. 415-418, 1992.

Plomin, R.; DeFries, J. C.; McClearn, G. E.; McGuffin, P. *Genética do comportamento*. Trad. Sandra Maria Mallmann da Rosa. 5. ed. Porto Alegre: Artmed, 2011.

Spitzer, R. L.; Gibbon, M.; Skodol, A. E.; Williams, J. B.W.; First, M. B. (orgs.). *DSM-IV-TR Casebook.* Washington e Londres: American Psychiatric Association, 2002. [Spitzer, R.L., Gibbon, M., Skodol, A.E., Williams, J.B.W., e First, M.B. (orgs.) (2007). *DSM-IV-TR: Casos clínicos – volume 2.* Porto Alegre: Artmed.]

Capítulo 6

American Psychiatric Association. *Manual diagnóstico e estatístico de transtornos mentais.* Texto revisado. Trad. Cláudia Dornelles. 4. ed. Porto Alegre: Artmed, 2002.

Barlow, D. H. *Anxiety and its Disorders.* 2. ed. Nova York: Guilford Press, 2002.

Blair, K.; Geraci, M.; Devido, J.; McCaffrey, D.; Chen, G.; Vythilingam, M.; Ng, P.; Hollon, N.; Jones, M.; Blair, R. J. R.; Pine, D. S. Neural Response to Self- and Other Referential Praise and Criticism in Generalized Social Phobia. *Archives of General Psychiatry*, v. 65, p. 1176-1184, 2008.

Clark, D. M.; Fairburn, C. G. (orgs.). *Science and Practice of Cognitive Behaviour Therapy*. Oxford e Nova York: Oxford University Press, 1997.

Dannahy, L.; Stopa, L. Post-event Processing in Social Anxiety. *Behaviour Research and Therapy*, v. 45, p. 1207-1219, 2007.

Gilbert, P. The Relationship of Shame, Social Anxiety and Depression: The Role of the Evaluation of Social Rank. *Clinical Psychology and Psychotherapy*, v. 7, p. 174-189, 2000.

HACKMANN, A.; SURAWY, C.; CLARK, D. M. Seeing Yourself Through Others' Eyes: A Study of Spontaneously Occurring Images in Social Phobia. *Behavioural and Cognitive Psychotherapy*, v. 26, p. 3-12, 1998.

HALLETT, V.; RONALD, A.; RIJSDIJK, F.; ELEY, T. C. Phenotypic and Genetic Differentiation of Anxiety--Related Behaviors in Middle Childhood. *Depression and Anxiety*, v. 26, p. 316-324, 2009.

HEISER, N. A.; TURNER, S. M.; BEIDEL, D. C.; ROBERSON-NAY, R. Differentiating Social Phobia from Shyness. *Journal of Anxiety Disorders*, v. 23, p. 469-476, 2009.

HIRSCH, C. R.; CLARK, D. M.; MATHEWS, A.; WILLIAMS, R. Self-images Play a Causal Role in Social Phobia. *Behaviour Research and Therapy*, v. 41, p. 909-921, 2003.

LIEB, R.; WITTCHEN, H.-U.; HÖFLER, M.; FUETSCH, M.; STEIN, M. B.; MERIKANGAS, K. R. Parental Psychopathology, Parenting Styles, and the Risk of Social Phobia in Offspring. *Archives of General Psychiatry*, v. 57, p. 859-866, 2000.

MANER, J. K.; MILLER, S. L.; SCHMIDT, N. B.; ECKEL, L. A. Submitting to Defeat: Social Anxiety, Dominance Threat, and Decrements in Testosterone. *Psychological Science*, v. 19, p. 764-768, 2008.

MOSING, M. A.; GORDON, S. D.; MEDLAND, S. E.; STATHAM, D. J.; NELSON, E. C.; HEATH, A. C.; MARTIN, N. G.; WRAY, N. R. Genetic and Environmental Influences on the Co-morbidity between Depression, Panic Disorder, Agoraphobia, and Social Phobia: A Twin Study. *Depression and Anxiety*, v. 26, p. 1004-1011, 2009.

SIQUELAND, L.; KENDALL, P. C.; STEINBERG, L. Anxiety in Children: Perceived Family Environments and

Observed Family Interaction. *Journal of Clinical Child and Adolescent Psychology*, v. 25, p. 225-237, 1996.

STEIN, D. J. Social Anxiety Disorder in the West and in the East. *Annals of Clinical Psychiatry*, v. 21, p. 109-117, 2009.

WELLS, A. *Cognitive Therapy of Anxiety Disorders: A Practice Manual and Conceptual Guide.* Chichester: John Wiley, 1997.

WILD, J.; CLARK, D. M.; EHLERS, A.; MCMANUS, F. Perception of Arousal in Social Anxiety: Effects of False Feedback During a Social Interaction. *Journal of Behavior Therapy and Experimental Psychiatry*, v. 39, p. 102-116, 2008.

Capítulo 7

American Psychiatric Association. *Manual diagnóstico e estatístico de transtornos mentais.* Texto revisado. Trad. Cláudia Dornelles. 4. ed. Porto Alegre: Artmed, 2002.

BARLOON, T. J.; NOYES, R., Jr. Charles Darwin and Panic Disorder. *Journal of the American Medical Association*, v. 277, p. 138-141, 1997.

BARLOW, D. H. *Anxiety and its Disorders.* 2. ed. Nova York: Guilford Press, 2002.

CLARK, D. M.; FAIRBURN, C. G. (orgs.). *Science and Practice of Cognitive Behaviour Therapy*. Oxford e Nova York: Oxford University Press, 1997.

CRASKE, M. G.; LANG, A. J.; MYSTKOWSKI, J. L.; ZUCKER, B. G.; BYSTRITSKY, A.; YAN-GO, F. Does Nocturnal Panic Represent a More Severe Form of Panic Disorder? *Journal of Nervous and Mental Disease*, v. 190, p. 611-618, 2002.

EHLERS, A. Somatic Symptoms and Panic Attacks: A Retrospective Study of Learning Experiences.

Behaviour Research and Therapy, v. 31, p. 269-278, 1993.

EHLERS, A.; BREUER, P. Increased Cardiac Awareness in Panic Disorder. *Journal of Abnormal Psychology*, v. 101, p. 371-382, 1992.

ELEY, T. C.; STIRLING, L.; EHLERS, A.; GREGORY, A. M.; CLARK, D. M. Heart-beat Perception, Panic/Somatic Symptoms and Anxiety Sensitivity in Children. *Behaviour Research and Therapy*, v. 42, p. 439-448, 2004.

GOODWIN, R. D.; FERGUSSON, D. M.; HORWOOD, L. J. Childhood Abuse and Familial Violence and the Risk of Panic Attacks and Panic Disorder in Young Adulthood. *Psychological Medicine*, v. 35, p. 881-890, 2005.

KESSLER, R. C.; CHIU, W. T.; JIN, R.; RUSCIO, A. M.; SHEAR, K.; WALTERS, E. E. The Epidemiology of Panic Attacks, Panic Disorder, and Agoraphobia in the National Comorbidity Survey Replication. *Archives of General Psychiatry*, v. 63, p. 415-424, 2006.

KLEIN, D. F. False Suffocation Alarms, Spontaneous Panics, and Related Conditions: An Integrative Hypothesis. *Archives of General Psychiatry*, v. 50, p. 306-317, 1993.

LAU, J. Y. F.; GREGORY, A. M.; GOLDWIN, M. A.; PINE, D. S.; ELEY, T. C. Assessing Gene-Environment Interactions on Anxiety Symptom Subtypes Across Childhood and Adolescence. *Development and Psychopathology*, v. 19, p. 1129-1146, 2007.

PLOMIN, R.; DEFRIES, J. C.; MCCLEARN, G. E.; MCGUFFIN, P. *Genética do comportamento*. Trad. Sandra Maria Mallmann da Rosa. 5. ed. Porto Alegre: Artmed, 2011.

RACHMAN, S. *Anxiety.* 2. ed. Hove e Nova York: Psychology Press, 2004.

RAPEE, R.; MATTICK, R.; MURRELL, E. Cognitive Mediation in the Affective Component of Spontaneous Panic Attacks. *Journal of Behavior Therapy and Experimental Psychiatry*, v. 17, p. 245-253, 1986.

SALKOVSKIS, P. M.; CLARK, D. M.; HACKMANN, A.; WELLS, A.; GELDER, M. G. An Experimental Investigation of the Role of Safety-seeking Behaviours in the Maintenance of Panic Disorder with Agoraphobia. *Behaviour Research and Therapy*, v. 37, p. 559-574, 1999.

SCHMIDT, N. B.; LEREW, D. R.; JACKSON, R. J. The Role of Anxiety Sensitivity in the Pathogenesis of Panic: Prospective Evaluation of Spontaneous Panic Attacks During Acute Stress. *Journal of Abnormal Psychology*, v. 106, p. 355-364, 1997.

SMOLLER, J. W.; BLOCK, S. R.; YOUNG, M. M. Genetics of Anxiety Disorders: The Complex Road from DSM to DNA. *Depression and Anxiety*, v. 26, p. 965-975, 2009.

Capítulo 8

American Psychiatric Association. *Manual diagnóstico e estatístico de transtornos mentais*. Texto revisado. Trad. Cláudia Dornelles. 4. ed. Porto Alegre: Artmed, 2002.

BARLOW, D. H. *Anxiety and its Disorders*. 2. ed. Nova York: Guilford Press, 2002.

BORKOVEC, T. D.; RAY, W. J.; STÖBER, J. Worry: A Cognitive Phenomenon Intimately Linked to Affective, Physiological, and Interpersonal Behavioral Processes. *Cognitive Therapy and Research*, v. 22, p. 561-576, 1998.

DAVEY, G. C. L.; WELLS, A. (orgs.). *Worry and its Psychological Disorders: Theory, Assessment and Treatment*. Chichester: John Wiley, 2006.

KENDLER, K. S.; GARDNER, C. O.; GATZ, M.; PEDERSEN, N. L. The Sources of Co-morbidity Between Major Depression and Generalized Anxiety Disorder in a Swedish National Twin Sample. *Psychological Medicine*, v. 37, p. 453-462, 2007.

MEYER, T. J.; MILLER, M. L.; METZGER, R. L.; BORKOVEC, T. D. Development and Validation of the Penn State Worry Questionnaire. *Behaviour Research and Therapy*, v. 28, p. 487-495, 1990.

MOFFITT, T. E.; CASPI, A.; HARRINGTON, H.; MILNE, B. J.; MELCHIOR, M.; GOLDBERG, D.; POULTON, R. Generalized Anxiety Disorder and Depression: Childhood Risk Factors in a Birth Cohort Followed to Age 32. *Psychological Medicine*, v. 37, p. 441-452, 2007.

MURIS, P.; MEESTERS, C.; MERCKELBACH, H.; HÜLSENBECK, P. Worry in Children is Related to Perceived Parental Rearing and Attachment. *Behaviour Research and Therapy*, v. 38, p. 487-497, 2000.

PAULESU, E.; SAMBUGARO, E.; TORTI, T.; DANELLI, L.; FERRI, F.; SCIALFA, G.; SBERNA, M.; RUGGIERO, G. M.; BOTTINI, G.; SASSAROLI, S. Neural Correlates of Worry in Generalized Anxiety Disorder and in Normal Controls: A Functional MRI Study. *Psychological Medicine*, v. 40, p. 117-124, 2010.

PEASLEY-MIKLUS, D.; VRANA, S. R. Effect of Worrisome and Relaxing Thinking on Fearful Emotional Processing. *Behaviour Research and Therapy*, v. 38, p. 129-144, 2000.

PLOMIN, R.; DEFRIES, J. C.; MCCLEARN, G. E.; MCGUFFIN, P. *Genética do comportamento*. Trad. Sandra Maria Mallmann da Rosa. 5. ed. Porto Alegre: Artmed, 2011.

Rachman, S. *Anxiety*. 2. ed. Hove e Nova York: Psychology Press, 2004.

Tallis, F.; Davey, G.; Capuzzo, N. The Phenomenology of Non-Pathological Worry: A Preliminary Investigation. In: Davey, G; Tallis, F. (orgs.). *Worrying: Perspectives on Theory, Assessment and Treatment*. Chichester: Wiley, 1994.

Vasey, M. W.; Borkovec, T. D. A Catastrophizing Assessment of Worrisome Thoughts. *Cognitive Therapy and Research*, v. 16, p. 505-520, 1992.

Capítulo 9

Abramowitz, J. S.; Wheaton, M. G.; Storch, E. A. The Status of Hoarding as a Symptom of Obsessive-Compulsive Disorder. *Behaviour Research and Therapy*, v. 46, p. 1026-1033, 2008.

Abramowitz, J. S.; Taylor, S.; McKay, D. Obsessive-Compulsive Disorder. *Lancet*, v. 374, p. 491-499, 2009.

American Psychiatric Association. *Manual diagnóstico e estatístico de transtornos mentais*. Texto revisado. Trad. Cláudia Dornelles. 4. ed. Porto Alegre: Artmed, 2002.

Barlow, D. H. *Anxiety and its Disorders*. 2. ed. Nova York: Guilford Press, 2002.

Berrios, G.; Porter, R. (orgs.). *Uma história da psiquiatria clínica, v. I: a origem dos transtornos psiquiátricos*. Trad. Lazslo Antonio Ávila. São Paulo: Escuta, 2012.

Briggs, E. S.; Price, I. R. The Relationship between Adverse Childhood Experience and Obsessive-Compulsive Symptoms and Beliefs: The Role of Anxiety, Depression, and Experiential Avoidance. *Journal of Anxiety Disorders*, v. 23, p. 1037-1046, 2009.

CATH, D. C.; VAN GROOTHEEST, D. S.; WILLEMSEN, G.; VAN OPPEN, P.; BOOMSMA, D. I. Environmental Factors in Obsessive-Compulsive Behavior: Evidence from Discordant and Concordant Monozygotic Twins. *Behavior Genetics*, v. 38, p. 108-120, 2008.

DOUGHERTY, D. D.; BAER, L.; COSGROVE, G. R.; CASSEM, E. H.; PRICE, B. H.; NIERENBERG, A. A.; JENIKE, M. A.; RAUCH, S. L. Prospective Long-Term Follow--Up of 44 Patients who Received Cingulotomy for Treatment-Refractory Obsessive-Compulsive Disorder. *American Journal of Psychiatry*, v. 159, p. 269-275, 2002.

KLINGER, E. Modes of Normal Conscious Flow. In: POPE, K. S.; SINGER, J. L. (orgs.). *The Stream of Consciousness*. Nova York: Plenum Press, 1978.

KLINGER, E. The Contents of Thoughts: Interference as the Downside of Adaptive Normal Mechanisms in Thought Flow. In: SARASON, I. G.; PIERCE, G. R.; SARASON, B. R. (orgs.). *Cognitive Interference: Theories, Methods, and Findings*. Mahwah, NJ: Lawrence Erlbaum Associates, 1996.

MATAIX-COLS, D.; WOODERSON, S.; LAWRENCE, N.; BRAMMER, M. J.; SPECKENS, A.; PHILLIPS, M. L. Distinct Neural Correlates of Washing, Checking, and Hoarding Symptom Dimensions in Obsessive-Compulsive Disorder. *Archives of General Psychiatry*, v. 61, p. 564-576, 2004.

MILLER, C. H.; HEDGES, D. W. Scrupulosity Disorder: An Overview and Introductory Analysis. *Journal of Anxiety Disorders*, v. 22, p. 1042-1058, 2008.

PLOMIN, R.; DEFRIES, J. C.; MCCLEARN, G. E.; MCGUFFIN, P. *Genética do comportamento*. Trad. Sandra Maria Mallmann da Rosa. 5. ed. Porto Alegre: Artmed, 2011.

RACHMAN, S. *Anxiety*. 2. ed. Hove e Nova York: Psychology Press, 2004.

RACHMAN, S.; DE SILVA, P. Abnormal and Normal Obsessions. *Behaviour Research and Therapy*, v. 16, p. 233-248, 1978.

RUSCIO, A. M.; STEIN, D. J.; CHIU, W. T.; KESSLER, R. C. The Epidemiology of Obsessive-Compulsive Disorder in the National Comorbidity Replication Survey. *Molecular Psychiatry*, v. 15, p. 53-63, 2010.

SALKOVSKIS, P. M. Understanding and Treating Obsessive-Compulsive Disorder. *Behaviour Research and Therapy*, v. 37, p. S29-S52, 1999.

TOLIN, D. F.; ABRAMOWITZ, J. S.; PRZEWORSKI, A.; FOA, E. B. Thought Suppression in Obsessive-Compulsive Disorder. *Behaviour Research and Therapy*, v. 40, p. 1255-1274, 2002.

VAN DEN HOUT, M. A.; ENGELHARD, I. M.; DE BOER, C.; DU BOIS, A.; DEK, E. Perseverative and Compulsive-like Staring Causes Uncertainty About Perception. *Behaviour Research and Therapy*, v. 46, p. 1300-1304, 2008.

VAN DEN HOUT, M. A.; KINDT, M. Repeated Checking Causes Memory Distrust. *Behaviour Research and Therapy*, v. 41, p. 301-316, 2003.

VAN GROOTHEEST, D. S.; BOOMSMA, D. I., HETTEMA, J. M.; KENDLER, K. S. Heritability of Obsessive--Compulsive Symptom Dimensions. *American Journal of Medical Genetics*, v. 147B, p. 473-478, 2007.

Capítulo 10

AFIFI, T. O.; ASMUNDSON, G. J. G.; TAYLOR, S.; JANG, K. L. The Role of Genes and Environment on Trauma Exposure and Posttraumatic Stress Disorder

Symptoms: A Review of Twin Studies. *Clinical Psychology Review*, v. 30, p. 101-112, 2010.

American Psychiatric Association. *Manual diagnóstico e estatístico de transtornos mentais*. Texto revisado. Trad. Cláudia Dornelles. 4. ed. Porto Alegre: Artmed, 2002.

Asmundson, J. G. J.; Stapleton, J. A.; Taylor, S. Are Avoidance and Numbing Distinct PTSD Symptom Clusters? *Journal of Traumatic Stress*, v. 17, p. 467-475, 2004.

Barlow, D. H. *Anxiety and its Disorders*. 2. ed. Nova York: Guilford Press, 2002.

Berrios, G.; Porter, R. (orgs.). *Uma história da psiquiatria clínica, v. I: a origem dos transtornos psiquiátricos*. Trad. Lazslo Antonio Ávila. São Paulo: Escuta, 2012.

Brewin, C. R.; Dalgleish, T.; Joseph, S. A Dual Representation Theory of Posttraumatic Stress Disorder. *Psychological Review*, v. 103, p. 670-686, 1996.

Cohen Silver, R.; Holman, E. A.; McIntosh, D. N.; Poulin, M.; Gil-Rivas, V.; Pizarro, J. Coping with a National Trauma: A Nationwide Longitudinal Study of Responses to the Terrorist Attacks of September 11. In: Neria, Y.; Gross, R.; Marshall, R.; Susser, E. (orgs.). *9/11: Mental Health in the Wake of Terrorist Attacks*. Cambridge: Cambridge University Press, 2006.

Cox, B. J.; Mota, N.; Clara, I.; Asmundson, G. J. G. The Symptom Structure of Posttraumatic Stress Disorder in the National Comorbidity Replication Survey. *Journal of Anxiety Disorders*, v. 22, p. 1523-1528, 2008.

De Lisi, L. E. The New York Experience: Terrorist Attacks on September 11, 2001. In: López-Ibor,

J. J.; Christodoulou, G.; Maj, M.; Sartorius, N.; Okasha, A. (orgs.). *Disasters and Mental Health*. Chichester: John Wiley, 2005.

Ehlers, A.; Clark, D. M. A Cognitive Model of Posttraumatic Stress Disorder. *Behaviour Research and Therapy*, v. 38, p. 319-345, 2000.

Ehring, T.; Ehlers, A.; Glucksman, E. Do Cognitive Models Help in Predicting the Severity of Posttraumatic Stress Disorder, Phobia, and Depression after Motor Vehicle Accidents? A Prospective Longitudinal Study. *Journal of Consulting and Clinical Psychology*, v. 76, p. 219-230, 2008.

De Jong, J. T. V. M.; Komproe, I. H.; Van Ommeren, M.; El Masri, M.; Araya, M.; Khaled, N.; Van de Put, W.; Somasundaram, D. Lifetime Events and Posttraumatic Stress Disorder in 4 Postconflict Settings. *Journal of the American Medical Association*, v. 286, p. 555-562, 2001.

Kessler, R. C.; Sonnega, A.; Bromet, E.; Hughes, M.; Nelson, C. B. Posttraumatic Stress Disorder in the National Comorbidity Survey. *Archives of General Psychiatry*, v. 52, p. 1048-1060, 1995.

Mol, S. S. L.; Arntz, A.; Metsemakers, J. F. M.; Dinant, G. J.; Vilters-Van Montfort, P. A. P.; Knottnerus, J. A. Symptoms of Post-Traumatic Stress Disorder After Non-Traumatic Events: Evidence from an Open Population Study. *British Journal of Psychiatry*, v. 186, p. 494-499, 2005.

Rachman, S. *Anxiety*. 2. ed. Hove e Nova York: Psychology Press, 2004.

Reyes, G.; Elhai, J. D.; Ford, J. D. (orgs.). *The Encyclopedia of Psychological Trauma*. Hoboken, NJ: John Wiley, 2008.

Stein, M. B.; Jang, K. L.; Taylor, S.; Vernon, P. A.; Livesley, W. J. Genetic and Environmental Influences on

Trauma Exposure and Posttraumatic Stress Disorder Symptoms: A Twin Study. *American Journal of Psychiatry*, v. 159, p. 1675-1681, 2002.

WANG, Z.; NEYLAN, T. C.; MUELLER, S. G.; LENOCI, M.; TRURAN, D.; MARMAR, C. R.; WEINER, M. W.; SCHUFF, N. Magnetic Resonance Imaging of Hippocampal Subfields in Posttraumatic Stress Disorder. *Archives of General Psychiatry*, v. 67, p. 296-303, 2010.

WHALLEY, M. G.; BREWIN, C. R. Mental Health Following Terrorist Attacks. *British Journal of Psychiatry*, v. 190, p. 94-96, 2007.

Capítulo 11

BLANK, L.; GRIMSLEY, M.; GOYDER, E.; ELLIS, E.; PETERS, J. Community-Based Lifestyle Interventions: Changing Behaviour and Improving Health. *Journal of Public Health*, v. 29, p. 236-245, 2007.

GELDER, M.; HARRISON, P.; COWEN, P. *Shorter Oxford Textbook of Psychiatry*. Oxford: Oxford University Press, 2006.

GERRARDI, M.; ROTHBAUM, B. O.; RESSLER, K.; HEEKIN, M.; RIZZO, A. Virtual Reality Exposure Therapy Using a Virtual Iraq: Case Report. *Journal of Traumatic Stress*, v. 21, p. 209-213, 2008.

GREY, N. (org.). *A Casebook of Cognitive Therapy for Traumatic Stress Reactions*. Hove: Routledge, 2009.

GROSSMAN, P.; NIEMANN, L.; SCHMIDT, S.; WALACH, H. Mindfulness-Based Stress Reduction and Health Benefits: A Meta-Analysis. *Journal of Psychosomatic Research*, v. 57, p. 35-43, 2004.

HEALY, D. *Psychiatric Drugs Explained*. 5. ed. Oxford: Elsevier, 2009.

KIRKWOOD, G.; RAMPES, H.; TUFFREY, V.; RICHARDSON, J.; PILKINGTON, K. Yoga for Anxiety: A Systematic Review of the Research. *British Journal of Sports Medicine*, v. 39, p. 884-891, 2005.

MANZONI, G. M.; PAGNINI, F.; CASTELNUOVO, G.; MOLINARI, E. Relaxation Training for Anxiety: A Ten-Years Systematic Review with Meta-Analysis. *BMC Psychiatry*, v. 8, p. 41, 2008.

MCMANUS, S.; MELTZER, H.; BRUGHA, T.; BEBBINGTON, P.; JENKINS, R. *Adult Psychiatric Morbidity in England, 2007*. Leeds: NHS Information Centre, 2009.

MOYER, C. A.; ROUNDS, J.; HANNUM, J. W. A Meta-Analysis of Massage Therapy Research. *Psychological Bulletin*, v. 130, p. 3-18, 2004.

National Institute for Health and Clinical Excellence. *Post-Traumatic Stress Disorder.* Londres: NICE, 2005.

National Institute for Health and Clinical Excellence. *Obsessive-Compulsive Disorder.* Londres: NICE, 2005.

National Institute for Health and Clinical Excellence. *Anxiety (Amended)*. Londres: NICE, 2007.

NHS Primary Care Guidelines. *Phobic Disorders*. Organização Mundial da Saúde, 2004.

ÖST, L. G. Rapid Treatment of Specific Phobias. In: DAVEY, G. C. L. (org.). *Phobias: A Handbook of Theory, Research and Treatment*. Chichester: Wiley, 1997.

OTTO, M. W.; BEHAR, E.; SMITS, J. A. J.; HOFMANN, S. G. Combining Pharmacological and Cognitive Behavioral Therapy in the Treatment of Anxiety Disorders. In: ANTONY, M. M.; STEIN, M. B. (org.). *Oxford Handbook of Anxiety and Related Disorders*. Oxford e Nova York: Oxford University Press, 2009.

POWERS, M. B.; EMMELKAMP, P. M. G. Virtual Reality Exposure Therapy for Anxiety Disorders: A Meta-Analysis. *Journal of Anxiety Disorders*, v. 22, p. 561-569, 2008.

SALMON, P. Effects of Physical Exercise on Anxiety, Depression, and Sensitivity to Stress: A Unifying Theory. *Clinical Psychology Review*, v. 21, p. 33-61, 2001.

SCHULZ, K. F.; ALTMAN, D. G.; MOHER, D. CONSORT 2010 Statement: Updated Guidelines for Reporting Parallel Group Randomized Trials. *Annals of Internal Medicine*, v. 152, p. 1-8, 2010.

WALKER, J. R.; VINCENT, N.; FURER, P. Self-Help Treatments for Anxiety Disorders. In: ANTONY, M. M.; STEIN, M. B. (orgs.). *Oxford Handbook of Anxiety and Related Disorders*. Oxford e Nova York: Oxford University Press, 2009.

WEISS, D. S.; MARMAR, C. R. The Impact of Event Scale – Revised. In: WILSON, J.; KEANE, T. M. (orgs.). *Assessing Psychological Trauma and PTSD*. Nova York: Guilford, 1997.

LEITURAS COMPLEMENTARES

Aos que desejam mais informações sobre transtornos de ansiedade em geral, dedicamos uma parte considerável a eles em *Know Your Mind: Everyday Emotional and Psychological Problems and How to Overcome Them* (Rodale, 2009). Também vale a pena consultar *Overcoming Anxiety*, de Helen Kennerley (Robinson, 2009).

Na internet, ver www.anxietyuk.org.uk, o website da instituição beneficente Anxiety UK, e www.adaa.org, que é administrado pela Anxiety Disorders Association of America.

Fobias

Edmund Bourne, *The Anxiety and Phobia Workbook*. 5. ed. (New Harbinger, 2011)

Warren Mansell, *Como lidar com medos e fobias* (Lisboa: Plátano, 2008)

http://topuk.org (Triumph Over Phobia UK)

Timidez e fobia social

Gillian Butler, *Ultrapassar a ansiedade social e a timidez* (Lisboa: Casa das Letras, 2007)

Murray Stein e John Walker, *Triumph Over Shyness* (Anxiety Disorders Association of America, 2002)

www.anxietynetwork.com

www.social-anxiety.org.uk
www.socialphobia.org

Síndrome do pânico

Stanley Rachman e Padmal de Silva, *Panic Disorder: The Facts* (Oxford University Press, 2009)

Derrick Silove e Vijaya Manicavasagar, *Overcoming Panic and Agoraphobia* (Robinson, 2009)

http://www.nomorepanic.co.uk
http://nopanic.org.uk
http://anxietypanic.com

Preocupação e transtorno de ansiedade generalizada

Robert Leahy, *Como lidar com as preocupações* (Artmed, 2007)

Kevin Meares e Mark Freeston, *Overcoming Worry* (Robinson, 2008)

Transtorno obsessivo-compulsivo

Christine Purdon e David Clark, *Overcoming Obsessive Thoughts* (New Harbinger, 2005)

Padmal de Silva e Stanley Rachman, *O transtorno obsessivo-compulsivo* (Experimento, 1998)

David Veale e Rob Willson, *Overcoming Obsessive-Compulsive Disorder* (Robinson, 2009)

http://www.ocdaction.org.uk
http://www.ocfoundation.org

Transtorno de estresse pós-traumático

Barbara Olasov Rothbaum, Edna Foa e Elizabeth Hembree, *Reclaiming Your Life from a Traumatic Experience* (Oxford University Press, 2007)

Glenn Schiraldi, *The Post-Traumatic Stress Disorder Sourcebook*. 2. ed. (McGraw-Hill, 2009)

http://www.ptsd.va.gov

Índice remissivo

F

G

H

O

P

Q

R

S

V

W

Lista de ilustrações

Coleção L&PM POCKET (Lançamentos mais recentes)

820.**De pernas pro ar** – Eduardo Galeano
821.**Tragédias gregas** – Pascal Thiercy
822.**Existencialismo** – Jacques Colette
823.**Nietzsche** – Jean Granier
824.**Amar ou depender?** – Walter Riso
825.**Darmapada: A doutrina budista em versos**
826.**J'Accuse...! – a verdade em marcha** – Zola
827.**Os crimes ABC** – Agatha Christie
828.**Um gato entre os pombos** – Agatha Christie
831.**Dicionário de teatro** – Luiz Paulo Vasconcellos
832.**Cartas extraviadas** – Martha Medeiros
833.**A longa viagem de prazer** – J. J. Morosoli
834.**Receitas fáceis** – J. A. Pinheiro Machado
835.(14).**Mais fatos & mitos** – Dr. Fernando Lucchese
836.(15).**Boa viagem!** – Dr. Fernando Lucchese
837.**Aline: Finalmente nua!!! (4)** – Adão Iturrusgarai
838.**Mônica tem uma novidade!** – Mauricio de Sousa
839.**Cebolinha em apuros!** – Mauricio de Sousa
840.**Sócios no crime** – Agatha Christie
841.**Bocas do tempo** – Eduardo Galeano
842.**Orgulho e preconceito** – Jane Austen
843.**Impressionismo** – Dominique Lobstein
844.**Escrita chinesa** – Viviane Alleton
845.**Paris: uma história** – Yvan Combeau
846(15).**Van Gogh** – David Haziot
848.**Portal do destino** – Agatha Christie
849.**O futuro de uma ilusão** – Freud
850.**O mal-estar na cultura** – Freud
853.**Um crime adormecido** – Agatha Christie
854.**Satori em Paris** – Jack Kerouac
855.**Medo e delírio em Las Vegas** – Hunter Thompson
856.**Um negócio fracassado e outros contos de humor** – Tchékhov
857.**Mônica está de férias!** – Mauricio de Sousa
858.**De quem é esse coelho?** – Mauricio de Sousa
860.**O mistério Sittaford** – Agatha Christie
861.**Manhã transfigurada** – L. A. de Assis Brasil
862.**Alexandre, o Grande** – Pierre Briant
863.**Jesus** – Charles Perrot
864.**Islã** – Paul Balta
865.**Guerra da Secessão** – Farid Ameur
866.**Um rio que vem da Grécia** – Cláudio Moreno
868.**Assassinato na casa do pastor** – Agatha Christie
869.**Manual do líder** – Napoleão Bonaparte
870(16).**Billie Holiday** – Sylvia Fol
871.**Bidu arrasando!** – Mauricio de Sousa
872.**Os Sousa: Desventuras em família** – Mauricio de Sousa
874.**E no final a morte** – Agatha Christie
875.**Guia prático do Português correto – vol. 4** – Cláudio Moreno
876.**Dilbert (6)** – Scott Adams
877(17).**Leonardo da Vinci** – Sophie Chauveau
878.**Bella Toscana** – Frances Mayes
879.**A arte da ficção** – David Lodge
880.**Striptiras (4)** – Laerte
881.**Skrotinhos** – Angeli
882.**Depois do funeral** – Agatha Christie
883.**Radicci 7** – Iotti
884.**Walden** – H. D. Thoreau
885.**Lincoln** – Allen C. Guelzo
886.**Primeira Guerra Mundial** – Michael Howard
887.**A linha de sombra** – Joseph Conrad
888.**O amor é um cão dos diabos** – Bukowski
890.**Despertar: uma vida de Buda** – Jack Kerouac
891(18).**Albert Einstein** – Laurent Seksik
892.**Hell's Angels** – Hunter Thompson
893.**Ausência na primavera** – Agatha Christie
894.**Dilbert (7)** – Scott Adams
895.**Ao sul de lugar nenhum** – Bukowski
896.**Maquiavel** – Quentin Skinner
897.**Sócrates** – C.C.W. Taylor
899.**O Natal de Poirot** – Agatha Christie
900.**As veias abertas da América Latina** – Eduardo Galeano
901.**Snoopy: Sempre alerta! (10)** – Charles Schulz
902.**Chico Bento: Plantando confusão** – Mauricio de Sousa
903.**Penadinho: Quem é morto sempre aparece** – Mauricio de Sousa
904.**A vida sexual da mulher feia** – Claudia Tajes
905.**100 segredos de liquidificador** – José Antonio Pinheiro Machado
906.**Sexo muito prazer 2** – Laura Meyer da Silva
907.**Os nascimentos** – Eduardo Galeano
908.**As caras e as máscaras** – Eduardo Galeano
909.**O século do vento** – Eduardo Galeano
910.**Poirot perde uma cliente** – Agatha Christie
911.**Cérebro** – Michael O'Shea
912.**O escaravelho de ouro e outras histórias** – Edgar Allan Poe
913.**Piadas para sempre (4)** – Visconde da Casa Verde
914.**100 receitas de massas light** – Helena Tonetto
915(19).**Oscar Wilde** – Daniel Salvatore Schiffer
916.**Uma breve história do mundo** – H. G. Wells
917.**A Casa do Penhasco** – Agatha Christie
919.**John M. Keynes** – Bernard Gazier
920(20).**Virginia Woolf** – Alexandra Lemasson
921.**Peter e Wendy** *seguido de* **Peter Pan em Kensington Gardens** – J. M. Barrie
922.**Aline: numas de colegial (5)** – Adão Iturrusgarai
923.**Uma dose mortal** – Agatha Christie
924.**Os trabalhos de Hércules** – Agatha Christie
926.**Kant** – Roger Scruton
927.**A inocência do Padre Brown** – G.K. Chesterton
928.**Casa Velha** – Machado de Assis
929.**Marcas de nascença** – Nancy Huston
930.**Aulete de bolso**
931.**Hora Zero** – Agatha Christie
932.**Morte na Mesopotâmia** – Agatha Christie
934.**Nem te conto, João** – Dalton Trevisan
935.**As aventuras de Huckleberry Finn** – Mark Twain
936(21).**Marilyn Monroe** – Anne Plantagenet
937.**China moderna** – Rana Mitter

938.**Dinossauros** – David Norman
939.**Louca por homem** – Claudia Tajes
940.**Amores de alto risco** – Walter Riso
941.**Jogo de damas** – David Coimbra
942.**Filha é filha** – Agatha Christie
943.**M ou N?** – Agatha Christie
945.**Bidu: diversão em dobro!** – Mauricio de Sousa
946.**Fogo** – Anaïs Nin
947.**Rum: diário de um jornalista bêbado** – Hunter Thompson
948.**Persuasão** – Jane Austen
949.**Lágrimas na chuva** – Sergio Faraco
950.**Mulheres** – Bukowski
951.**Um pressentimento funesto** – Agatha Christie
952.**Cartas na mesa** – Agatha Christie
954.**O lobo do mar** – Jack London
955.**Os gatos** – Patricia Highsmith
956(22).**Jesus** – Christiane Rancé
957.**História da medicina** – William Bynum
958.**O Morro dos Ventos Uivantes** – Emily Brontë
959.**A filosofia na era trágica dos gregos** – Nietzsche
960.**Os treze problemas** – Agatha Christie
961.**A massagista japonesa** – Moacyr Scliar
963.**Humor do miserê** – Nani
964.**Todo o mundo tem dúvida, inclusive você** – Édison de Oliveira
965.**A dama do Bar Nevada** – Sergio Faraco
969.**O psicopata americano** – Bret Easton Ellis
970.**Ensaios de amor** – Alain de Botton
971.**O grande Gatsby** – F. Scott Fitzgerald
972.**Por que não sou cristão** – Bertrand Russell
973.**A Casa Torta** – Agatha Christie
974.**Encontro com a morte** – Agatha Christie
975(23).**Rimbaud** – Jean-Baptiste Baronian
976.**Cartas na rua** – Bukowski
977.**Memória** – Jonathan K. Foster
978.**A abadia de Northanger** – Jane Austen
979.**As pernas de Úrsula** – Claudia Tajes
980.**Retrato inacabado** – Agatha Christie
981.**Solanin (1)** – Inio Asano
982.**Solanin (2)** – Inio Asano
983.**Aventuras de menino** – Mitsuru Adachi
984(16).**Fatos & mitos sobre sua alimentação** – Dr. Fernando Lucchese
985.**Teoria quântica** – John Polkinghorne
986.**O eterno marido** – Fiódor Dostoiévski
987.**Um safado em Dublin** – J. P. Donleavy
988.**Mirinha** – Dalton Trevisan
989.**Akhenaton e Nefertiti** – Carmen Seganfredo e A. S. Franchini
990.**On the Road – o manuscrito original** – Jack Kerouac
991.**Relatividade** – Russell Stannard
992.**Abaixo de zero** – Bret Easton Ellis
993(24).**Andy Warhol** – Mériam Korichi
995.**Os últimos casos de Miss Marple** – Agatha Christie
996.**Nico Demo: Aí vem encrenca** – Mauricio de Sousa
998.**Rousseau** – Robert Wokler
999.**Noite sem fim** – Agatha Christie
1000.**Diários de Andy Warhol (1)** – Editado por Pat Hackett
1001.**Diários de Andy Warhol (2)** – Editado por Pat Hackett
1002.**Cartier-Bresson: o olhar do século** – Pierre Assouline
1003.**As melhores histórias da mitologia: vol. 1** – A.S. Franchini e Carmen Seganfredo
1004.**As melhores histórias da mitologia: vol. 2** – A.S. Franchini e Carmen Seganfredo
1005.**Assassinato no beco** – Agatha Christie
1006.**Convite para um homicídio** – Agatha Christie
1008.**História da vida** – Michael J. Benton
1009.**Jung** – Anthony Stevens
1010.**Arsène Lupin, ladrão de casaca** – Maurice Leblanc
1011.**Dublinenses** – James Joyce
1012.**120 tirinhas da Turma da Mônica** – Mauricio de Sousa
1013.**Antologia poética** – Fernando Pessoa
1014.**A aventura de um cliente ilustre *seguido de* O último adeus de Sherlock Holmes** – Sir Arthur Conan Doyle
1015.**Cenas de Nova York** – Jack Kerouac
1016.**A corista** – Anton Tchékhov
1017.**O diabo** – Leon Tolstói
1018.**Fábulas chinesas** – Sérgio Capparelli e Márcia Schmaltz
1019.**O gato do Brasil** – Sir Arthur Conan Doyle
1020.**Missa do Galo** – Machado de Assis
1021.**O mistério de Marie Rogêt** – Edgar Allan Poe
1022.**A mulher mais linda da cidade** – Bukowski
1023.**O retrato** – Nicolai Gogol
1024.**O conflito** – Agatha Christie
1025.**Os primeiros casos de Poirot** – Agatha Christie
1027(25).**Beethoven** – Bernard Fauconnier
1028.**Platão** – Julia Annas
1029.**Cleo e Daniel** – Roberto Freire
1030.**Til** – José de Alencar
1031.**Viagens na minha terra** – Almeida Garrett
1032.**Profissões para mulheres e outros artigos feministas** – Virginia Woolf
1033.**Mrs. Dalloway** – Virginia Woolf
1034.**O cão da morte** – Agatha Christie
1035.**Tragédia em três atos** – Agatha Christie
1037.**O fantasma da Ópera** – Gaston Leroux
1038.**Evolução** – Brian e Deborah Charlesworth
1039.**Medida por medida** – Shakespeare
1040.**Razão e sentimento** – Jane Austen
1041.**A obra-prima ignorada *seguido de* Um episódio durante o Terror** – Balzac
1042.**A fugitiva** – Anaïs Nin
1043.**As grandes histórias da mitologia greco-romana** – A. S. Franchini
1044.**O corno de si mesmo & outras historietas** – Marquês de Sade
1045.**Da felicidade *seguido de* Da vida retirada** – Sêneca
1046.**O horror em Red Hook e outras histórias** – H. P. Lovecraft
1047.**Noite em claro** – Martha Medeiros
1048.**Poemas clássicos chineses** – Li Bai, Du Fu e Wang Wei

1049.**A terceira moça** – Agatha Christie
1050.**Um destino ignorado** – Agatha Christie
1051(26).**Buda** – Sophie Royer
1052.**Guerra Fria** – Robert J. McMahon
1053.**Simons's Cat: as aventuras de um gato travesso e comilão – vol. 1** – Simon Tofield
1054.**Simons's Cat: as aventuras de um gato travesso e comilão – vol. 2** – Simon Tofield
1055.**Só as mulheres e as baratas sobreviverão** – Claudia Tajes
1057.**Pré-história** – Chris Gosden
1058.**Pintou sujeira!** – Mauricio de Sousa
1059.**Contos de Mamãe Gansa** – Charles Perrault
1060.**A interpretação dos sonhos: vol. 1** – Freud
1061.**A interpretação dos sonhos: vol. 2** – Freud
1062.**Frufru Rataplã Dolores** – Dalton Trevisan
1063.**As melhores histórias da mitologia egípcia** – Carmem Seganfredo e A.S. Franchini
1064.**Infância. Adolescência. Juventude** – Tolstói
1065.**As consolações da filosofia** – Alain de Botton
1066.**Diários de Jack Kerouac – 1947-1954**
1067.**Revolução Francesa – vol. 1** – Max Gallo
1068.**Revolução Francesa – vol. 2** – Max Gallo
1069.**O detetive Parker Pyne** – Agatha Christie
1070.**Memórias do esquecimento** – Flávio Tavares
1071.**Drogas** – Leslie Iversen
1072.**Manual de ecologia (vol.2)** – J. Lutzenberger
1073.**Como andar no labirinto** – Affonso Romano de Sant'Anna
1074.**A orquídea e o serial killer** – Juremir Machado da Silva
1075.**Amor nos tempos de fúria** – Lawrence Ferlinghetti
1076.**A aventura do pudim de Natal** – Agatha Christie
1078.**Amores que matam** – Patricia Faur
1079.**Histórias de pescador** – Mauricio de Sousa
1080.**Pedaços de um caderno manchado de vinho** – Bukowski
1081.**A ferro e fogo: tempo de solidão (vol.1)** – Josué Guimarães
1082.**A ferro e fogo: tempo de guerra (vol.2)** – Josué Guimarães
1084(17).**Desembarcando o Alzheimer** – Dr. Fernando Lucchese e Dra. Ana Hartmann
1085.**A maldição do espelho** – Agatha Christie
1086.**Uma breve história da filosofia** – Nigel Warburton
1088.**Heróis da História** – Will Durant
1089.**Concerto campestre** – L. A. de Assis Brasil
1090.**Morte nas nuvens** – Agatha Christie
1092.**Aventura em Bagdá** – Agatha Christie
1093.**O cavalo amarelo** – Agatha Christie
1094.**O método de interpretação dos sonhos** – Freud
1095.**Sonetos de amor e desamor** – Vários
1096.**120 tirinhas do Dilbert** – Scott Adams
1097.**200 fábulas de Esopo**
1098.**O curioso caso de Benjamin Button** – F. Scott Fitzgerald
1099.**Piadas para sempre: uma antologia para morrer de rir** – Visconde da Casa Verde
1100.**Hamlet (Mangá)** – Shakespeare
1101.**A arte da guerra (Mangá)** – Sun Tzu
1104.**As melhores histórias da Bíblia (vol.1)** – A. S. Franchini e Carmen Seganfredo
1105.**As melhores histórias da Bíblia (vol.2)** – A. S. Franchini e Carmen Seganfredo
1106.**Psicologia das massas e análise do eu** – Freud
1107.**Guerra Civil Espanhola** – Helen Graham
1108.**A autoestrada do sul e outras histórias** – Julio Cortázar
1109.**O mistério dos sete relógios** – Agatha Christie
1110.**Peanuts: Ninguém gosta de mim... (amor)** – Charles Schulz
1111.**Cadê o bolo?** – Mauricio de Sousa
1112.**O filósofo ignorante** – Voltaire
1113.**Totem e tabu** – Freud
1114.**Filosofia pré-socrática** – Catherine Osborne
1115.**Desejo de status** – Alain de Botton
1118.**Passageiro para Frankfurt** – Agatha Christie
1120.**Kill All Enemies** – Melvin Burgess
1121.**A morte da sra. McGinty** – Agatha Christie
1122.**Revolução Russa** – S. A. Smith
1123.**Até você, Capitu?** – Dalton Trevisan
1124.**O grande Gatsby (Mangá)** – F. S. Fitzgerald
1125.**Assim falou Zaratustra (Mangá)** – Nietzsche
1126. **Peanuts: É para isso que servem os amigos (amizade)** – Charles Schulz
1127(27).**Nietzsche** – Dorian Astor
1128.**Bidu: Hora do banho** – Mauricio de Sousa
1129.**O melhor do Macanudo Taurino** – Santiago
1130.**Radicci 30 anos** – Iotti
1131.**Show de sabores** – J.A. Pinheiro Machado
1132.**O prazer das palavras** – vol. 3 – Cláudio Moreno
1133.**Morte na praia** – Agatha Christie
1134.**O fardo** – Agatha Christie
1135.**Manifesto do Partido Comunista (Mangá)** – Marx & Engels
1136.**A metamorfose (Mangá)** – Franz Kafka
1137.**Por que você não se casou... ainda** – Tracy McMillan
1138.**Textos autobiográficos** – Bukowski
1139.**A importância de ser prudente** – Oscar Wilde
1140.**Sobre a vontade na natureza** – Arthur Schopenhauer
1141.**Dilbert (8)** – Scott Adams
1142.**Entre dois amores** – Agatha Christie
1143.**Cipreste triste** – Agatha Christie
1144.**Alguém viu uma assombração?** – Mauricio de Sousa
1145.**Mandela** – Elleke Boehmer
1146.**Retrato do artista quando jovem** – James Joyce
1147.**Zadig ou o destino** – Voltaire
1148.**O contrato social (Mangá)** – J.-J. Rousseau
1149.**Garfield fenomenal** – Jim Davis
1150.**A queda da América** – Allen Ginsberg
1151.**Música na noite & outros ensaios** – Aldous Huxley
1152.**Poesias inéditas & Poemas dramáticos** – Fernando Pessoa
1153.**Peanuts: Felicidade é...** – Charles M. Schulz

1154.**Mate-me por favor** – Legs McNeil e Gillian McCain
1155.**Assassinato no Expresso Oriente** – Agatha Christie
1156.**Um punhado de centeio** – Agatha Christie
1157.**A interpretação dos sonhos (Mangá)** – Freud
1158.**Peanuts: Você não entende o sentido da vida** – Charles M. Schulz
1159.**A dinastia Rothschild** – Herbert R. Lottman
1160.**A Mansão Hollow** – Agatha Christie
1161.**Nas montanhas da loucura** – H.P. Lovecraft
1162(28).**Napoleão Bonaparte** – Pascale Fautrier
1163.**Um corpo na biblioteca** – Agatha Christie
1164.**Inovação** – Mark Dodgson e David Gann
1165.**O que toda mulher deve saber sobre os homens: a afetividade masculina** – Walter Riso
1166.**O amor está no ar** – Mauricio de Sousa
1167.**Testemunha de acusação & outras histórias** – Agatha Christie
1168.**Etiqueta de bolso** – Celia Ribeiro
1169.**Poesia reunida (volume 3)** – Affonso Romano de Sant'Anna
1170.**Emma** – Jane Austen
1171.**Que seja em segredo** – Ana Miranda
1172.**Garfield sem apetite** – Jim Davis
1173.**Garfield: Foi mal...** – Jim Davis
1174.**Os irmãos Karamázov (Mangá)** – Dostoiévski
1175.**O Pequeno Príncipe** – Antoine de Saint-Exupéry
1176.**Peanuts: Ninguém mais tem o espírito aventureiro** – Charles M. Schulz
1177.**Assim falou Zaratustra** – Nietzsche
1178.**Morte no Nilo** – Agatha Christie
1179.**Ê, soneca boa** – Mauricio de Sousa
1180.**Garfield a todo o vapor** – Jim Davis
1181.**Em busca do tempo perdido (Mangá)** – Proust
1182.**Cai o pano: o último caso de Poirot** – Agatha Christie
1183.**Livro para colorir e relaxar** – Livro 1
1184.**Para colorir sem parar**
1185.**Os elefantes não esquecem** – Agatha Christie
1186.**Teoria da relatividade** – Albert Einstein
1187.**Compêndio da psicanálise** – Freud
1188.**Visões de Gerard** – Jack Kerouac
1189.**Fim de verão** – Mohiro Kitoh
1190.**Procurando diversão** – Mauricio de Sousa
1191.**E não sobrou nenhum e outras peças** – Agatha Christie
1192.**Ansiedade** – Daniel Freeman & Jason Freeman
1193.**Garfield: pausa para o almoço** – Jim Davis
1194.**Contos do dia e da noite** – Guy de Maupassant
1195.**O melhor de Hagar 7** – Dik Browne
1196(29).**Lou Andreas-Salomé** – Dorian Astor
1197(30).**Pasolini** – René de Ceccatty
1198.**O caso do Hotel Bertram** – Agatha Christie
1199.**Crônicas de motel** – Sam Shepard
1200.**Pequena filosofia da paz interior** – Catherine Rambert
1201.**Os sertões** – Euclides da Cunha
1202.**Treze à mesa** – Agatha Christie
1203.**Bíblia** – John Riches
1204.**Anjos** – David Albert Jones
1205.**As tirinhas do Guri de Uruguaiana 1** – Jair Kobe
1206.**Entre aspas (vol.1)** – Fernando Eichenberg
1207.**Escrita** – Andrew Robinson
1208.**O spleen de Paris: pequenos poemas em prosa** – Charles Baudelaire
1209.**Satíricon** – Petrônio
1210.**O avarento** – Molière
1211.**Queimando na água, afogando-se na chama** – Bukowski
1212.**Miscelânea septuagenária: contos e poemas** – Bukowski
1213.**Que filosofar é aprender a morrer e outros ensaios** – Montaigne
1214.**Da amizade e outros ensaios** – Montaigne
1215.**O medo à espreita e outras histórias** – H.P. Lovecraft
1216.**A obra de arte na era de sua reprodutibilidade técnica** – Walter Benjamin
1217.**Sobre a liberdade** – John Stuart Mill
1218.**O segredo de Chimneys** – Agatha Christie
1219.**Morte na rua Hickory** – Agatha Christie
1220.**Ulisses (Mangá)** – James Joyce
1221.**Ateísmo** – Julian Baggini
1222.**Os melhores contos de Katherine Mansfield** – Katherine Mansfied
1223(31).**Martin Luther King** – Alain Foix
1224.**Millôr Definitivo: uma antologia de *A Bíblia do Caos*** – Millôr Fernandes
1225.**O Clube das Terças-Feiras e outras histórias** – Agatha Christie
1226.**Por que sou tão sábio** – Nietzsche
1227.**Sobre a mentira** – Platão
1228.**Sobre a leitura** *seguido do* **Depoimento de Céleste Albaret** – Proust
1229.**O homem do terno marrom** – Agatha Christie
1230(32).**Jimi Hendrix** – Franck Médioni
1231.**Amor e amizade e outras histórias** – Jane Austen
1232.**Lady Susan, Os Watson e Sanditon** – Jane Austen
1233.**Uma breve história da ciência** – William Bynum
1234.**Macunaíma: o herói sem nenhum caráter** – Mário de Andrade
1235.**A máquina do tempo** – H.G. Wells
1236.**O homem invisível** – H.G. Wells
1237.**Os 36 estratagemas: manual secreto da arte da guerra** – Anônimo
1238.**A mina de ouro e outras histórias** – Agatha Christie
1239.**Pic** – Jack Kerouac
1240.**O habitante da escuridão e outros contos** – H.P. Lovecraft
1241.**O chamado de Cthulhu e outros contos** – H.P. Lovecraft
1242.**O melhor de Meu reino por um cavalo!** – Edição de Ivan Pinheiro Machado
1243.**A guerra dos mundos** – H.G. Wells
1244.**O caso da criada perfeita e outras histórias** – Agatha Christie
1245.**Morte por afogamento e outras histórias** – Agatha Christie

1246.**Assassinato no Comitê Central** – Manuel Vázquez Montalbán
1247.**O papai é pop** – Marcos Piangers
1248.**O papai é pop 2** – Marcos Piangers
1249.**A mamãe é rock** – Ana Cardoso
1250.**Paris boêmia** – Dan Franck
1251.**Paris libertária** – Dan Franck
1252.**Paris ocupada** – Dan Franck
1253.**Uma anedota infame** – Dostoiévski
1254.**O último dia de um condenado** – Victor Hugo
1255.**Nem só de caviar vive o homem** – J.M. Simmel
1256.**Amanhã é outro dia** – J.M. Simmel
1257.**Mulherzinhas** – Louisa May Alcott
1258.**Reforma Protestante** – Peter Marshall
1259.**História econômica global** – Robert C. Allen
1260(33).**Che Guevara** – Alain Foix
1261.**Câncer** – Nicholas James
1262.**Akhenaton** – Agatha Christie
1263.**Aforismos para a sabedoria de vida** – Arthur Schopenhauer
1264.**Uma história do mundo** – David Coimbra
1265.**Ame e não sofra** – Walter Riso
1266.**Desapegue-se!** – Walter Riso
1267.**Os Sousa: Uma famíla do barulho** – Mauricio de Sousa
1268.**Nico Demo: O rei da travessura** – Mauricio de Sousa
1269.**Testemunha de acusação e outras peças** – Agatha Christie
1270(34).**Dostoiévski** – Virgil Tanase
1271.**O melhor de Hagar 8** – Dik Browne
1272.**O melhor de Hagar 9** – Dik Browne
1273.**O melhor de Hagar 10** – Dik e Chris Browne
1274.**Considerações sobre o governo representativo** – John Stuart Mill
1275.**O homem Moisés e a religião monoteísta** – Freud
1276.**Inibição, sintoma e medo** – Freud
1277.**Além do princípio de prazer** – Freud
1278.**O direito de dizer não!** – Walter Riso
1279.**A arte de ser flexível** – Walter Riso
1280.**Casados e descasados** – August Strindberg
1281.**Da Terra à Lua** – Júlio Verne
1282.**Minhas galerias e meus pintores** – Kahnweiler
1283.**A arte do romance** – Virginia Woolf
1284.**Teatro completo v. 1: As aves da noite *seguido de* O visitante** – Hilda Hilst
1285.**Teatro completo v. 2: O verdugo *seguido de* A morte do patriarca** – Hilda Hilst
1286.**Teatro completo v. 3: O rato no muro *seguido de* Auto da barca de Camiri** – Hilda Hilst
1287.**Teatro completo v. 4: A empresa *seguido de* O novo sistema** – Hilda Hilst
1289.**Fora de mim** – Martha Medeiros
1290.**Divã** – Martha Medeiros
1291.**Sobre a genealogia da moral: um escrito polêmico** – Nietzsche
1292.**A consciência de Zeno** – Italo Svevo
1293.**Células-tronco** – Jonathan Slack
1294.**O fim do ciúme e outros contos** – Proust
1295.**A jangada** – Júlio Verne
1296.**A ilha do dr. Moreau** – H.G. Wells
1297.**Ninho de fidalgos** – Ivan Turguêniev
1298.**Jane Eyre** – Charlotte Brontë
1299.**Sobre gatos** – Bukowski
1300.**Sobre o amor** – Bukowski
1301.**Escrever para não enlouquecer** – Bukowski
1302.**222 receitas** – J. A. Pinheiro Machado
1303.**Reinações de Narizinho** – Monteiro Lobato
1304.**O Saci** – Monteiro Lobato
1305.**Memórias da Emília** – Monteiro Lobato
1306.**O Picapau Amarelo** – Monteiro Lobato
1307.**A reforma da Natureza** – Monteiro Lobato
1308.**Fábulas *seguido de* Histórias diversas** – Monteiro Lobato
1309.**Aventuras de Hans Staden** – Monteiro Lobato
1310.**Peter Pan** – Monteiro Lobato
1311.**Dom Quixote das crianças** – Monteiro Lobato
1312.**O Minotauro** – Monteiro Lobato
1313.**Um quarto só seu** – Virginia Woolf
1314.**Sonetos** – Shakespeare
1315(35).**Thoreau** – Marie Berthoumieu e Laura El Makki
1316.**Teoria da arte** – Cynthia Freeland
1317.**A arte da prudência** – Baltasar Gracián
1318.**O louco *seguido de* Areia e espuma** – Khalil Gibran
1319.**O profeta *seguido de* O jardim do profeta** – Khalil Gibran
1320.**Jesus, o Filho do Homem** – Khalil Gibran
1321.**A luta** – Norman Mailer
1322.**Sobre o sofrimento do mundo e outros ensaios** – Schopenhauer
1323.**Epidemiologia** – Rodolfo Saracci
1324.**Japão moderno** – Christopher Goto-Jones
1325.**A arte da meditação** – Matthieu Ricard
1326.**O adversário secreto** – Agatha Christie
1327.**Pollyanna** – Eleanor H. Porter
1328.**Espelhos** – Eduardo Galeano
1329.**A Vênus das peles** – Sacher-Masoch
1330.**O 18 de brumário de Luís Bonaparte** – Karl Marx
1331.**Um jogo para os vivos** – Patricia Highsmith
1332.**A tristeza pode esperar** – J.J. Camargo
1333.**Vinte poemas de amor e uma canção desesperada** – Pablo Neruda
1334.**Judaísmo** – Norman Solomon
1335.**Esquizofrenia** – Christopher Frith & Eve Johnstone
1336.**Seis personagens em busca de um autor** – Luigi Pirandello
1337.**A Fazenda dos Animais** – George Orwell
1338.**1984** – George Orwell
1339.**Ubu Rei** – Alfred Jarry
1340.**Sobre bêbados e bebidas** – Bukowski
1341.**Tempestade para os vivos e para os mortos** – Bukowski
1342.**Complicado** – Natsume Ono
1343.**Sobre o livre-arbítrio** – Schopenhauer
1344.**Uma breve história da literatura** – John Sutherland
1345.**Você fica tão sozinho às vezes que até faz sentido** – Bukowski

IMPRESSÃO:

PALLOTTI
GRÁFICA

Santa Maria - RS | Fone: (55) 3220.4500

www.graficapallotti.com.br